经典彩图版
JINGDIANCAITUBAN

疏通经脉调气血　协调阴阳扶正气
美容养颜葆青春　防病保健永长寿

程振中 编著

图解艾灸

一本通

TU JIE AI JIU YI BEN TONG

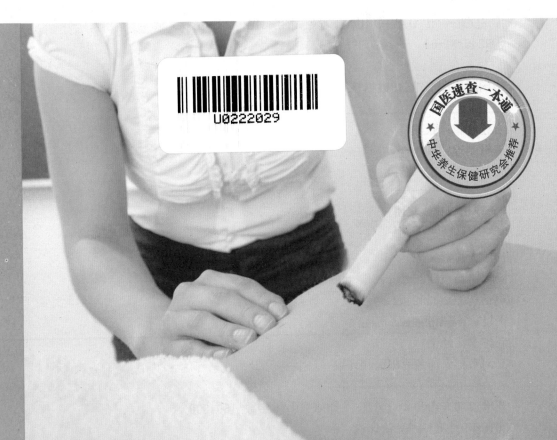

U0222029

国医速查一本通

中华养生保健研究会推荐

天津出版传媒集团

天津科学技术出版社

图书在版编目（CIP）数据

图解艾灸一本通 / 程振中编著. -- 天津：天津科
学技术出版社，2013.12（2018.9重印）
ISBN 978-7-5308-8572-7

Ⅰ.①图… Ⅱ.①程… Ⅲ.①艾灸－图解 Ⅳ.
①R245.81-64

中国版本图书馆CIP数据核字(2013)第302262号

责任编辑：张建锋
编辑助理：蔡小红
责任印制：王　莹

天津出版传媒集团
天津科学技术出版社　出版

出版人：蔡　颢
天津市西康路35号　邮编　300051
电话(022)23332402
网址：www.tjkjcbs.com.cn
新华书店经销
三河市祥宏印务有限公司印刷

开本 710×1000　1 / 16　印张 10　字数 160 000
2018年9月第1版第2次印刷
定价：39.80元

Preface
前 言

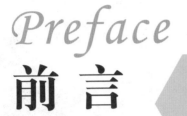
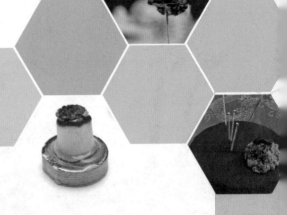

　　艾灸施灸又名灸疗，是传统中医宝贵的治疗保健方法之一，与针疗并称"针灸"。它是使用艾绒、艾柱，用烧灼、温熨的方法作用于体表的腧穴或疼痛处，借灸火的温和热力及药物作用，通过经络的传导，以温通经脉、调和气血、协调阴阳、扶正祛邪，达到治疗疾病、防病保健、养生美容之功效。

　　本书系统地介绍了艾灸的理论知识，及其特点、操作方法等。全书主要介绍了艾灸起源和发展、艾灸的基础知识、艾灸的方法、艾灸的特点和作用、艾灸的治疗、取穴原则与配穴方法、艾灸的实际操作、艾灸保健十大穴位、经络与穴位、艾灸的禁忌与注意事项。本书还针对各种常见疾病，分别介绍其艾灸疗法。需要特别说明的是，由于编者水平所限，不足之处敬请谅解，希望各位读者和业内同人批评指正。

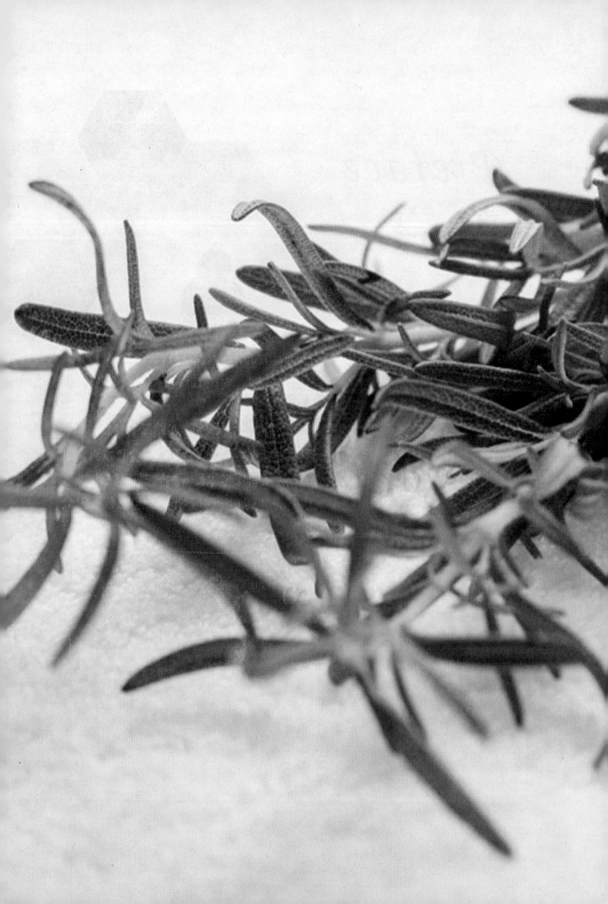

目录 CONTENTS

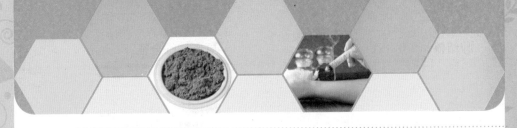

第四章　美容保健

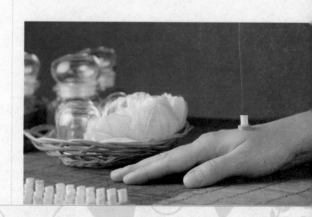

第 一 章

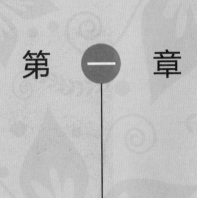

艾灸的基础知识

AI JIU DE JI CHU ZHI SHI

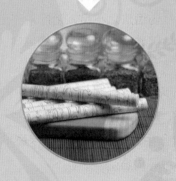

艾灸的起源

灸法的运用起源于人类掌握用火之后，时间在石器时代。远古先民生活条件艰苦，缺少医病的手段，遇到病痛人们只是用手掐按，或用石头敲击痛处，有时还会用火烤。长久以往，便积累了一系列医病方式，灸疗的雏形也在此时产生了。

在实践过程中，对灸火的材料亦有所选择，至《黄帝虾蟆经》已载有松、柏、竹、橘、榆、帜、桑、枣八木不宜作为灸火之说，因为其对人体有所伤害，所以逐渐被淘汰，但桑树灸在后世亦有用之者。槐木火灸，病疮易瘥，但艾叶熏疗，则疗效显著，故以后才逐渐多用艾叶来代替其他灸疗。

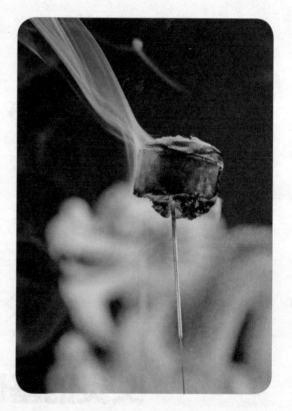

艾灸的发展

秦汉时期是中国传统医学理论的奠基时期，东汉时期张仲景所撰写的《伤寒杂病论》中着重记述了用艾灸补内治法之不足，治疗某些三因虚寒证的方法。

西汉末年至东汉延平年的《黄帝明堂经》是我国第一部有成熟体系的、针灸并重的腧穴学经典著作，该书为艾灸对穴治疗奠定了基础。

三国之际诞生了最早的灸疗著作，即曹操之子魏东平王曹翕《曹氏灸方》七卷，书中所载施灸孔穴增多，施灸的禁忌也较以前诸书具体，并申明禁灸原因。

西晋皇甫谧编纂的《针灸甲乙经》是我国现存最早的灸疗专著，书中详尽地论述了腧穴部位、灸法及禁忌等内容。

公元552年，陈文帝将《针经》赠送给日本钦明天皇，艾灸术从此开始在日本流传。公元562年秋，吴人知聪携带《明堂图》《针灸甲乙经》等医书160卷越海东渡，以后，日本多次派人来我国学习医术。

在唐代，灸学发展成为一门独立学科，唐朝建有医科学校，并设有针灸科，孙思邈撰集的《备急千金要方》《千金翼方》，提倡针灸并用，他特别注重灸量，施灸的壮数多至几百壮。此外，他还绘制了历史最早的彩色经络腧穴图——《明堂三人图》。

宋代更加重视艾灸在医疗中的作用，宋代的医学书籍中还有"天灸"或"自灸"的记载，这种灸法类似于现在的发疱法。宋代的《太平圣惠方》《普济本事方》以及《圣济总录》等医方书中更多地收集了大量的灸疗内容。艾灸发展到元代并没有停滞，西方子的《明堂久经》和《备急施灸》为灸学发展做出了巨大的贡献。

明代是我国灸疗的全盛时期，其间灸疗学家辈出，明代出现了 "桑枝灸" "桃枝灸" "神针火灸"以及艾条灸和药条灸。另外，医学家李时珍在《本草纲目》中曾有35处提到艾灸的用途和灸法。

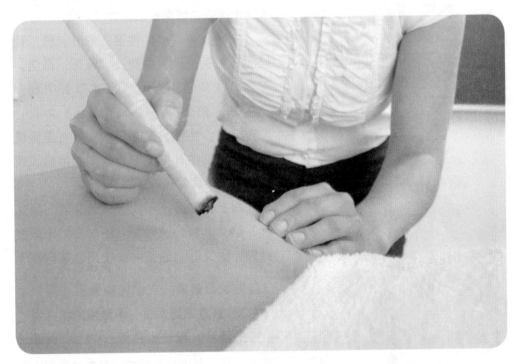

清代是灸疗学向深层发展的时代。吴谦等人撰集的《医宗金鉴·刺灸心法要诀》用歌诀的形式表达刺灸的各种内容，便于初学和记诵。清代吴亦鼎的专著《神灸经论》是我国历史上又一部灸疗学专著。雷丰的专著《施灸秘传》，对施灸的认识和应用更上一层楼。

什么是艾灸

艾，为多年生草本植物，植株有浓烈香气。主根明显略粗长，直径达1.5厘米，侧根多；常有横卧地下根状茎及营养枝。花期多在农历六月至九月。全国各地、山野之中均有生长。

艾灸是将艾炷（或艾条）燃烧后熏灸穴位，以达到治疗疾病、防病保健、养生美容的目的，有温通经脉，调和气血、协调阴阳、扶正祛邪的作用。

1.艾叶

艾叶为菊科植物艾的干燥叶片。夏季花未开时采摘，除去杂质，晒干。本品多皱缩、破碎，有短柄。完整叶片展平后呈卵状椭圆形，羽状深裂，裂后椭圆状披针

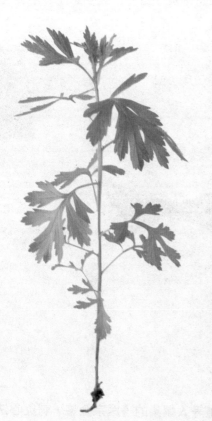

形，边缘有不规则的粗锯齿，上表面灰绿色或深黄绿色，有稀疏的柔毛及腺点，下表面密生灰白绒毛，质柔软。

艾叶味苦、辛，性温；归肝、脾、肾经。《名医别录》中载："味苦，微温，无毒，主灸百病"。《唐本草》中载："生寒、熟热"。《本草纲目》中载："苦而辛，生温，熟热"。艾叶有温经通络、行气活血、祛湿除寒、消肿散结、回阳救逆及防病保健等功效。

根据炮制方法不同，分为艾叶、醋艾叶、醋艾叶炭、艾叶炭，炮制后贮干燥容器内，醋艾叶、醋艾叶炭密闭，置阴凉干燥处。

2.艾绒

艾绒是取晒干净艾叶碾碎成绒，拣去硬茎及叶柄，筛去灰屑即成，是灸法所用主要材料，其色泽灰白、柔软如绒，易燃而不起火焰，气味芳香，适合灸用。根据加工程度的不同粗细之分，粗者多用于温针或制作艾条，细者多用于制作艾炷。

艾绒分为青艾绒、陈艾绒和金艾绒三种，在家庭使用艾绒时，最好选用陈艾绒，因为其艾火温和，不会造成灼伤。

3.艾粒

将艾条剪切成长短不同的段，称之为艾壮或艾粒，可以用于不同的艾灸。一般成年人施灸时，可以用较大的艾粒，而儿童则适合用小艾粒。

4.艾条

艾条的制作是将艾绒放在纸上，搓转成如同香烟状的细长圆柱形即可。艾条分为一般艾条和药条两种。

一般艾条是将艾绒放在长为26厘米、宽为20厘米的纸中，用手搓转成直径为1.5厘米的圆柱形，再用鸡蛋清或胶水粘好，晒干即成艾条。

药条是在制作艾条时，除放入艾绒外，再加入肉桂、干姜、丁香、独活、细辛、白芷、雄黄、苍术、没药、乳香、川椒等药粉，如卷制艾条般而成。

艾绒制成的艾条点燃后，熏灸身体相应的穴位，能治病防病，且方法安全可靠，易学易用，特别适合于家庭治疗和保健。病证无论寒热、虚实、阴阳、表里均可用艾条施灸。

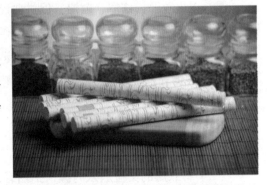

▲ 艾条

5.艾炷

艾炷，是由艾绒制成的圆锥形艾团，供施灸使用，其大小可以根据需要而定。小的如同米粒，可以用于直接灸；大的犹如蚕豆，可以用于间接灸。一般来说，每燃完一个艾炷，称为一壮。

艾炷分为三种规格，大艾炷如半截橄榄大，炷底直径1.2厘米、高1.5厘米；中艾炷如半截枣核大，炷底直径0.8厘米、高1厘米；小艾炷如麦粒大，炷底直径0.5厘米、高0.8厘米。用于直接灸，艾炷要小；用于间接灸时，艾炷可大些。

施灸的工具

1.艾灸盒

艾灸盒是艾灸的首选器具，并由于体积小，操作简单方便，一直颇受欢迎。按其孔数可分为单孔艾灸盒、双孔艾灸盒、三孔艾灸盒、六孔艾灸盒；也可按施灸部位分为：腰部艾灸盒、腿部艾灸盒、背部艾灸盒、腹部艾灸盒。

用艾灸盒施灸的操作方法：

（1）将艾条的一端点燃；

（2）将点燃的一端从孔类艾灸盒顶端有夹子的孔插入盒内；

（3）将灸盒放在需要灸疗的部位；

（4）灸疗完毕时，将灸盒挪离身体，倒置艾灸盒，从紧挨着的顶盖的两侧出灰槽将艾灰倒出。

2.艾灸罐

艾灸罐具有四大功效：

温：以火攻邪，祛寒、散滞，促进血液循环；

通：通经活络，打通经络，改善心脑供血；

调：平衡脏腑，调节神经机能，暖宫调经；

补：扶正去邪，补益强身，激活免疫系统功能。

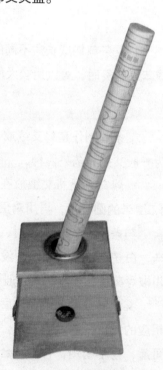

▲ 艾灸盒

用艾灸罐施灸的操作方法：

（1）将艾粒点燃。

（2）将点燃的艾粒放入内罐，然后轻压罐盖，直至压平表现后，再将内罐装入外罐中。

（3）将艾罐装入布袋内，切记一定要用布袋把艾灸罐包牢固。

（4）根据施灸穴位分别用长短带扣好，调整好长短带的松紧度，并将布袋固定于穴位上，用长毛巾（或小毛巾）包好艾灸罐。

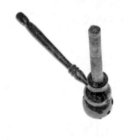

3.艾灸棒

艾灸棒，又称温筒灸或温灸棒，是用金属等材质特制的一种圆筒灸具，其筒底有尖有平。筒内套有小筒，小筒四周有孔。

用艾灸棒施灸的操作方法：

（1）施灸时，将艾绒或加掺药物，装入艾灸器的小筒；

（2）点燃时，将艾灸棒之盖扣好，也可将灸条直接点燃放进灸筒；

（3）即可置于腧穴或应灸部位，进行熨灸，直至所灸部位的皮肤红润为度。

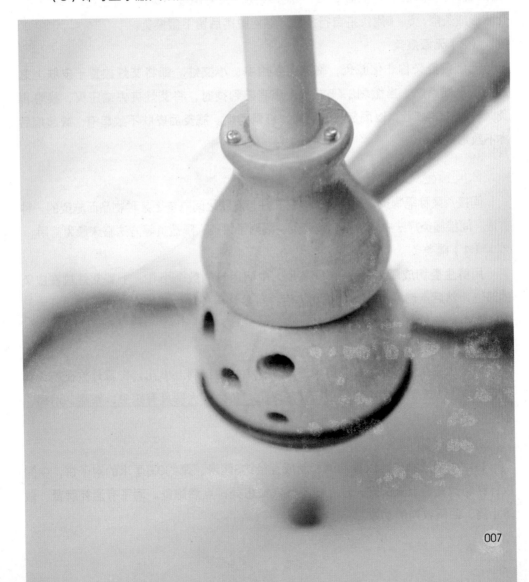

施灸的方法 ⭕

1.直接施灸

直接灸又称明灸，即将艾炷直接置放在皮肤上施灸的一种方法。灸时每燃完1个艾炷，叫做1壮。根据灸后对皮肤刺激的程度不同，又分为瘢痕灸和无瘢痕灸两种。

（1）瘢痕灸

瘢痕灸又称化脓灸，临床上多用小艾炷，亦有用中艾炷者。施灸前先在所灸腧穴部位上涂以少量凡士林或大蒜液，以增加黏附性和刺激作用，然后将大小适宜的艾炷置于腧穴，用火点燃施灸，烧近皮肤时患者有灼痛感，可用手在穴位四周拍打以减轻疼痛。每壮艾炷需燃尽后，除去灰烬，方可换炷。灸后1周左右，施灸部位化脓形成灸疮，5~6周灸疮自行痊愈，结痂脱落后留下瘢痕灸。

（2）无瘢痕灸

无瘢痕灸又称非化脓灸，临床上多用中、小艾炷。即将艾炷放置于皮肤上之后，从上端点燃，当燃剩2/5左右，患者感到烫时，将艾炷夹去或压灭，换炷再灸，一般灸3~7壮，以局部皮肤充血、红晕为度。施灸后皮肤不致起疱，或起疱后亦不致形成灸疮。

2.间接施灸

间接灸又称隔物灸、间隔灸，即在艾炷与皮肤之间隔垫上某种物品而施灸的一种方法。间接施灸疗法中隔姜灸、隔蒜灸、隔附子饼灸、隔盐灸等方法临床最为常用。

（1）隔姜灸

用鲜生姜切成厚为0.3厘米的薄片，中间用针刺数个小孔，上置艾炷放在应灸的部位，然后点燃施灸。当艾炷燃尽后，可易炷再灸。生姜具有发汗解表、开宣肺气、温中止呕、消水化食、解毒的功能。

（2）隔蒜灸

用鲜大蒜头切成0.2~0.3厘米的薄片，中间用针刺上小孔，将蒜片放在施灸部位或肿块上（未溃破者），再置于艾炷之上，灸之。大蒜具有杀虫、解毒、消痈、散结的功能。

（3）隔附子饼灸

将附子研成细末，以黄油调和制成直径约3厘米、厚约0.8厘米的附子饼，中间以针穿刺数孔。上置艾炷，放在应灸腧穴或患处，点燃施灸。附子有温补脾肾、散寒止痛、回阳救逆的功效。

（4）隔盐灸

隔盐炎也叫神阙灸。本法用纯净干燥的食盐填敷于脐部，使其与脐平，上置艾炷施灸，如患者稍感灼痛，即更换艾炷。也可于盐上放置姜片后再施灸，以防止食盐受火爆起而致伤，一般灸5～9壮。此法有回阳、救逆、固脱之功。

3.温针施灸

温针灸是针刺与艾灸相结合的一种方法，操作时，将针刺入腧穴得气后，将针留在适当的深度，将纯净细软的艾绒捏在针尾上，直待燃尽，除去灰烬，再将针取出。

4.艾条（卷）施灸

艾条灸又称艾卷灸，即用桑皮纸包裹艾绒成圆筒形的艾条，将其一端点燃，对准穴位或患处施灸的一种方法。后来发展为在艾绒内加进药物，再用纸卷成条状艾卷施灸。

（1）温和灸

将艾卷的一端点燃，对准应灸的腧穴或患处，距离皮肤2～3厘米处进行熏烤，使患者局部有温热感而无灼痛为宜，一般每穴10～15分钟，至皮肤红晕为度。对于昏厥、局部知觉迟钝的患者，医者可将示、中两指置于施灸部位两侧，这样可以通过医者的手指来测知患者局部受热程度，以便随时调节施灸时间和距离，防止烫伤。

（2）雀啄灸

施灸时，艾卷点燃的一端对准穴位，与施灸部位的皮肤并不固定在一定的距离，而是像鸟雀啄食一样，一上一下施灸。一般可灸5分钟左右。

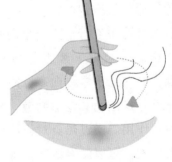

▲ 回旋灸

（3）回旋灸

施灸时，艾卷点燃的一端与施灸部位的皮肤虽保持一定的距离，但不固定，而是向左右方向移动或反复旋转地施灸，距离皮肤2～3厘米。一般灸20～30分钟。

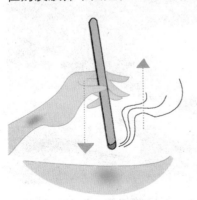

▲ 雀啄灸

艾灸的特点 ⊙

（1）简单易学

施灸不同针法，其简单易学，一看就会，一听就明，是唯一不是医生就可以操作的治疗方法，因而容易推广。艾灸所用的灸具十分简单，往往自己动手即可制作。即使购买，价格也十分低廉。至于艾绒、艾条等更是物美价廉，容易制作并且易于购买。

（2）适应证广泛

艾灸可以治疗四百多种疾病，而且疗效确切。其治疗范围可涉及内科、外科、儿科、妇科、皮肤科、五官科等，治疗范围非常广。

（3）安全可靠

艾灸是外治法，在人体表面进行施灸治疗，通过热传导作用而驱邪外出，或补益正气，而达到治疗目的，无副作用。而在操作手法上，即使手法不熟练，也不会对患者造成伤害或影响疗效。

艾灸的作用 ⊙

（1）温通经脉

人体的正常生命活动有赖于气血的作用，气行则血行，气止则血止，血气在经脉中流行，完全是由于"气"的推送。《灵枢·禁服》亦云："陷下者，脉血结于中，血寒，故宜灸之。"施灸正是应用其温热刺激，起到温经通痹的作用。通过热灸对经络穴位的温热性刺激，可以温经散寒，加强机体气血运行，达到临床治疗目的。所以施灸可用于血寒运行不畅，留滞凝涩引起的痹证、腹泻等疾病，效果甚为显著。

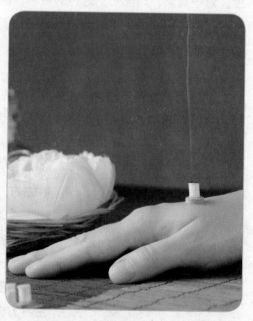

（2）行气活血

经络分布于人体各部，内联脏腑，外布体表肌肉、骨骼等组织。正常的机体，气血在经络中周流不息，循序运行，如果由于外因的侵袭，人体或局部气血凝滞，经络受阻，即可出现肿胀疼痛等症状和一系列功能障碍，此时，使用艾灸治疗，可以起到调和气血，疏通经络，平衡机能的作用。

（3）排毒泄热

施灸能以热引热，使热外出。灸能散寒，又能清热，表明对机体原来的功能状态起双向调节作用。特别是随着灸增多和临床范围的扩大，这一作用日益为人们所认识。

（4）防病保健

我国古代医家中早就认识到预防疾病的重要性，并提出了"防病于未然""治未病"的学术思想，而艾灸除了有治疗作用外，还有预防疾病和保健的作用。因为灸疗可温阳补虚，所以灸足三里、中脘，可使胃气常盛，而胃为水谷之海，荣卫之所出，五脏六腑，皆受其气，胃气常盛，则气血充盈；命门为人体真火之所在，为人之根本；关元、气海为藏精蓄血之所，艾灸上穴可使人胃气盛，阳气足，精血充，从而加强了身体抵抗力，病邪难犯，达到防病保健之功。现在灸疗的防病保健作用已成为重要的保健方法之一。

艾灸的治疗原则

（1）辨证与辨经

辨证与辨经，可以说是以经络理论为纲来分析全身症候。外证有部位可循，内证有脏腑可属，不能只顾局部而忽视整体，只顾眼前而忽视其发展过程。

（2）标本缓急

标与本、缓与急是一个相对的概念，在疾病的发生、发展过程中，标本缓急、复杂多变。标本缓急的运用原则有以下4点。

①治病求本：通过辨证，找出疾病发生的原因、病变的部位、病变的机制，概括出疾病的本质。

②急则治标：在特殊情况下，标与本在病机上往往相互夹杂，其症候表现为标病急于病，如未及时处理，标病可能转为危重病证，论治时则应随机应变，先治标病，后治本病。

③缓则治本：在一般情况下，本病病情稳定，标病经治疗缓解后，均可按"缓则治本"的原则予以处理。

④标本兼治：当标病与本病处于俱缓或俱急的状态时，均可采用标本兼治法。

（3）补虚泻实

补虚泻实是指导灸疗的基本原则。"虚"是指人体的正气虚弱，"实"是指邪气偏盛。补虚就是扶正人体的正气，增强脏腑器官的功能，补益人体的阴阳气血以抗衡疾病。泻实就是驱除邪气，以利于正气的恢复。灸疗的补虚与泻实，是通过艾条的方法激发机体的调节功能，从而产生补泻的作用，达到扶正祛邪的目的。

在取穴上补虚主要是通过补其本经、补其表里经和虚则补母的方法选穴配伍，达到"补"的目的；泻实主要通过采取泻其本经、泻其表里经和实则泻其子的方法选穴配伍，达到"泻"的目的。

（4）三因制宜

"三因制宜"，指因时、因地、因人制宜，即根据季节（包括时辰）、地理和治疗对象的不同情况而制定适宜的治疗方法。

①因时制宜：即根据不同的季节和时辰特点，制定适宜的治疗方法。四季气候的变化、一天时辰的不同，均会对人体的病理变化产生一定影响。此外，因时制宜还应把握灸疗的有效时机，如治疗痛经一般宜在月经来临前开始治疗。

②因地制宜：即根据不同的地理环境特点，制定适宜的治疗方法。由于地理环境、气候条件和生活习惯的不一样，人体的生理活动和病理特点也有区别，治疗方法也有不同选择。

③因人制宜：即根据患者的性别、年龄、体质等的不同特点制定适宜的治疗方法。男女性别不同，各有其生理特点，亦不同，治疗时应予分别对待。

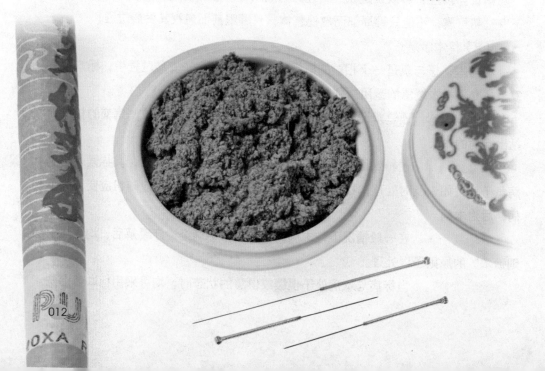

　　远部取穴运用非常广泛，取穴时既可取脏腑经脉的本经穴位，也可取与病变脏腑经脉相表里的经脉上的穴位或名称相同的经脉上的穴位。

　　（3）随证取穴

　　随证取穴亦名对症取穴，或称辨证取穴，是指针对某些全身症状或疾病的病因而选取腧穴。这一取穴原则根据中医理论和穴位主治功能而提出的。有些腧穴对某一方面的病症有特殊的治疗效果，在临床上，经常使用，如血病的血虚、慢性出血等取膈俞，筋病的骨酸痛等取阴陵泉，这些都是随证取穴。

艾灸的取穴原则

　　（1）局部取穴

　　局部取穴是指用艾灸直接作用在病痛的所在部位或邻近部位腧穴。局部取穴是以调整局部功能为主，提高全身机能为辅的一种取穴法。局部取穴的应用非常广泛，凡是症状在体表表现明显的病证和较为局限的病证，均可使用此方法选穴位，进行治疗。

　　（2）远部取穴

　　远部取穴是指用艾灸作用在距离病痛较远处部位的腧穴，称之为远端取穴。这一取穴原则是依据穴位具有远治作用提出的。这种方法以提高全身机能为主，改善局部状况为辅。

艾灸的配穴方法

　　配穴法是指在选穴原则的基础上，选取具有协同作用的腧穴加以配伍应用的方法。

　　（1）本经配穴法

　　本经配穴法是以某一脏腑、经脉发生病变而未涉及其他脏腑时，即选取该病变经脉上的穴位。

　　（2）表里经配穴法

　　表里经配穴法是以脏腑、经脉的阴阳表里配合关系为配穴依据。即当某一脏腑经脉有病时，取其表里经腧穴组成处方施治。

　　（3）同名经配穴法

　　同名经配穴法是以同名经"同气相通"的理论为依据，以手足同名经穴位相配的方法。

　　（4）上下配穴法

　　上下配穴法是指将腰部以上腧穴和腰部以下腧穴配合应用的方法。

（5）前后配穴法

前后配穴法选取胸腹和后背的穴位配合应用的方法称为前后配穴法，亦名"腹背阴阳配穴法"。

（6）左右配穴法

左右配穴法是指选取肢体左右两侧穴位配合应用的方法。

艾灸的实际操作

1.艾灸的用量

灸量主要取决于施灸时间长短、施灸的面积大小及施灸时所达到的热度。施灸的时间长短由疾病种类、病情轻重、患者体质等多方面因素决定；施灸的面积大小和施灸时所达到的热度主要由施灸时所用艾炷的大小、壮数的多少决定。

艾炷的大小，壮数的多少，可根据疾病的性质，病情的轻重，体质的强弱，年龄的大小及施灸部位的不同，全面综合衡量，不能太过也不能不足。

2.施灸的顺序

施灸的一般顺序为：先上后下，先背部，后前部（胸、腹部）；先头身，后四肢；先阳经，后阴经。在施灸时还需综合病情，因病制宜，不可拘泥于施灸顺序不变。

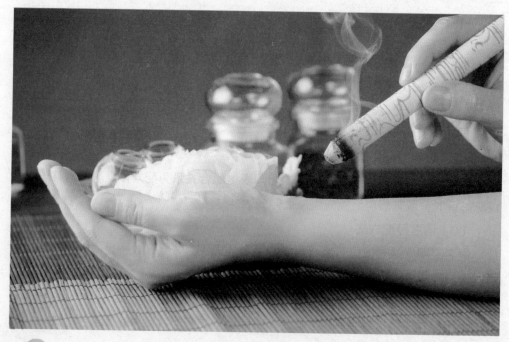

3.灸伤的等级

（1）I度灸伤

对表皮基底层以上的皮肤组织造成伤害发生水肿或水疱者均称之为I度灸伤。I度灸伤不损害基底层，灸伤的皮肤可以在5～8天内结痂并自动脱落，愈后不留瘢痕，故又称之为无痕损伤性灸。

（2）II度灸伤

灸治温度对皮肤基底层造成破坏，但未损伤真皮组织而发生水肿、溃烂、体液渗出等，称之为II度灸伤。受损伤的皮肤在7～20天内结痂并自动脱落，留有永久性浅在瘢痕。

（3）III度灸伤

所灸部位的大部分或全部真皮组织被破坏，皮肤发生干枯变白，而后水肿、溃烂，形成无菌性化脓者，称之为III度灸伤。伤面在20～50天结厚痂自动脱落，愈后留有较厚的永久性瘢痕。

4.灸伤的处理

（1）I度灸伤的处理

I度灸伤后，会发生直径为1厘米左右的水疱，不需任何处理，待其吸收即可。直径2～3厘米的水疱多数会破裂，待水流尽，可涂龙胆紫(紫药水)以防感染(禁忌剪去疱皮)，待结痂自愈。

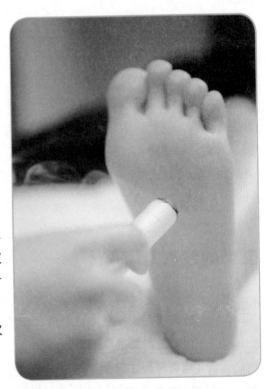

（2）II度灸伤的处理

II度灸伤伤面如有水疱，在第5天可剪开疱皮放水，并剪去疱皮，暴露被破坏的基底层。为了延长伤面愈合时间，不使用外伤收敛药物及干燥疗法，为了防止感染，可用含有薄荷的杀菌软膏敷贴，每4日换药1次，待其自愈。

（3）III度灸伤的处理

III度灸伤的伤面不加任何处理，只直接敷贴含薄荷的杀菌软膏即可，每4日换药1次。伤面的无菌脓液不必清理，直至结痂自愈。

艾灸的禁忌 ○

1.禁忌证

（1）凡暴露在外的部位，如面部，不要直接灸，以防形成瘢痕，影响美观。

（2）皮薄、肌少、筋肉结聚处，妊娠妇女的腰骶部、下腹部、男女的乳头、阴部、睾丸不要施灸，另外，关节部位、大血管处、心脏部位不要灸。

（3）极度疲劳、过饥、过饱、酒醉、情绪不稳、女性经期禁灸。

（4）某些传染病、高热、昏迷、抽风期间或身体极度衰竭、形瘦骨立等忌灸。

（5）无自制能力的人如精神病患者等忌灸。

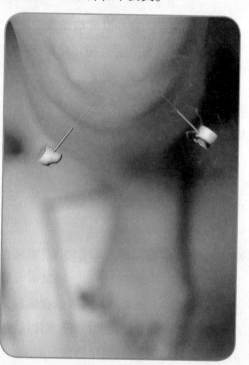

2.禁忌穴位

禁灸穴是指不可灸治的腧穴。它是针灸临床避免事故差错的根据，意义深远。

古籍中记载的禁灸穴有47个，随着医学进步，艾灸方法的改进，这些禁灸穴都成为可灸穴，现代医学认为除了睛明、素髎、人迎、委中等不宜灸外，余穴均可适当采用灸治法。

艾灸的注意事项 ○

（1）施灸时要注意思想集中，专心致志，不要分散注意力，以免艾灸移动。

（2）施灸时，要注意体位舒适、自然，找准穴位，保证艾灸效果。

（3）因施灸时要暴露部分体表部位，在冬季要保暖，夏季则要防暑。

（4）施灸时要注意循序渐进，初次使用灸法时，要注意掌握好刺激量、先少量、小剂量，如用小艾炷，或灸的时间短一些，壮数少一些，以后再加大剂量。

（5）施灸时需结合病情、灵活应用、不能拘泥不变。

（6）艾灸后半小时内不要用冷水洗手或洗澡。

第 二 章

经络与保健穴位

JING LUO YU BAO JIAN XUE WEI

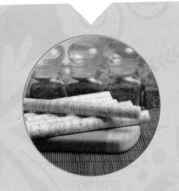

经络概说

（1）经络的含义

经络是经脉和络脉的统称，是人体运行气血、联络脏腑、沟通内外、贯穿上下的通路。"经"的原意是"纵丝"，有路径的意思，简单说就是经络系统中的主要路径，存在于机体内部，贯穿上下，沟通内外；"络"的原意是"网络"，简单说就是主路分出的辅路，存在于机体的表面，纵横交错，遍布全身。

（2）经络的作用

联系脏腑，沟通内外：人体的五脏六腑、四肢百骸、五官九窍、皮肉筋骨等组织器官，之所以能保持相对的协调与统一，完成正常的生理活动，是依靠经络系统的联络沟通而实现的。经络的联络沟通作用，还反映在经络具有传导功能。体表感受病邪和各种刺激，可传导于脏腑；脏腑的生理功能失常，亦可反映于体表。这些都是经络联络沟通作用的具体表现。

运行气血，营养全身：气血是人体生命活动的物质基础，全身各组织器官只有得到气血的温养和濡润才能完成正常的生理功能。经络是人体气血运行的通道，能将营养物质输送到全身各组织脏器，使脏腑组织得以营养，筋骨得以濡润，关节得以通利。

抗御病邪，保卫机体：营气行于脉中，卫气行于脉外。经络"行血气"而使营卫之气密布周身，在内和调于五脏，洒陈于六腑，在外抗御病邪，防止内侵。外邪侵犯人体由表及里，先从皮毛开始。卫气充实于络脉，络脉散布于全身而密布于皮部，当外邪侵犯机体时，卫气首当其冲发挥其抗御外邪、保卫机体的屏障作用。

（3）经络系统的组成

人体的经络系统是由十二经脉、奇经八脉、十二经筋、十二经别、十二皮部、十二络脉以及浮络、孙络等组成。

十二正经

十二正经是人体络系统的主体，它们包括：手太阴肺经、手厥阴心包经、手少阴心经、手阳明大肠经、手少阳三焦经、手太阳小肠经、足阳明胃经、足少阳胆经、足太阳膀胱经、足太阴脾经、足厥阴肝经、足少阴肾经、任脉、督脉。

（1）手太阴肺经

手太阴肺经起于中府止于少商，包括中府、云门、天府、侠白、尺泽、孔最、列缺、经渠、太渊、鱼际、少商共11个穴位。其中2个穴位是在前胸上部，其他9个分布在上肢内侧前缘。

主治：咳嗽、气喘、气短、咯血、咽痛、外感伤风、行经部位痛麻或活动受限等。

（2）手厥阴心包经

手厥阴心包经起于天池止于中冲，包括天池、天泉、曲泽、郄门、间使、内关、大陵、劳宫、中冲9个穴位。其中8个穴位分布在上肢内侧中间，1个穴位在前胸上部。

主治：心痛、胸闷、心悸、心烦、癫狂、腋肿、肘臂挛痛、掌心发热等。

（3）手少阴心经

手少阴心经起于极泉止于少冲，包括极泉、青灵、少海、灵道、通里、阴郄、神门、少府、少冲9个穴位。其中1个穴位在腋窝部，而其他8个穴位则位于上肢内侧面后缘。

主治：心痛、咽干、口渴、目黄、胁痛、上臂内侧痛、手心发热等。

（4）手阳明大肠经

手阳明大肠经起于商阳止于迎香，包括商阳、二间、三间、合谷、阳溪、偏历、温溜、下廉、上廉、手三里、曲池、肘髎、手五里、臂臑、肩髃、巨骨、天鼎、扶突、口禾髎、迎香共20个穴位。其中5个穴位在颈、面部，其他15个则分布在上肢外侧前缘。

主治：腹痛、肠鸣、泄泻、便秘、咽喉肿痛、齿痛、本经循行部位疼痛、热肿或寒冷麻木等。

（5）手少阳三焦经

手少阳三焦经起于关冲止于丝竹空，包括关冲、液门、中渚、阳池、外关、支沟、会宗、三阳络、四渎、天井、清冷渊、消泺、臑会、肩髎、天髎、天牖、翳风、瘈脉、颅息、角孙、耳门、禾髎、丝竹空23个穴位。其中13个穴分布在上肢背面，10个穴在颈部，耳翼后缘，眉毛外端。

主治：腹胀、水肿、遗尿、小便不利、耳聋、喉咽肿痛、目赤肿痛、颊肿、耳后、肩臂肘部外侧痛等。

（6）手太阳小肠经

手太阳小肠经起于少泽止于听宫，包括少泽、前谷、后溪、腕骨、阳谷、养老、支正、小海、肩贞、天宗、臑俞、秉风、曲垣、肩外俞、肩中俞、天窗、天容、颧髎、听宫19个穴位。其中8个穴位分布在上肢外侧后缘，而其他11个穴位在肩、颈、面部。

主治：少腹痛、腰脊痛引睾丸、耳聋、目黄、颊肿、咽喉肿痛、肩臂外侧后缘痛等。

（7）足阳明胃经

足阳明胃经起于承泣止于厉兑，包括承泣、四白、巨髎、地仓、头维、下关、颊车、大迎、人迎、水突、气舍、缺盆、气户、库房、屋翳、膺窗、乳中、乳根、不容、承满、梁门、关门、太乙、滑肉门、天枢、外陵、大巨、水道、归来、气冲、髀关、伏兔、阴市、梁丘、犊鼻、足三里、上巨虚、条口、下巨虚、丰隆、解溪、冲阳、陷谷、内庭、厉兑45个穴位。其中30个穴位在腹、胸部和头面部，而其他15个则分布在下肢的外侧前缘。

主治：肠鸣腹胀、水肿、胃痛、呕吐或消谷善饥、口渴、咽喉肿痛、鼻衄、胸部及膝膑等本经循行部位疼痛、热病、发狂等。

（8）足少阳胆经

足少阳胆经起于瞳子髎止于足窍阴，包括瞳子髎、听会、上关、颔厌、悬颅、悬厘、曲鬓、率谷、天冲、浮白、头窍阴、完骨、本神、阳白、头临泣、目窗、正营、承灵、脑空、风池、肩井、渊腋、辄筋、日月、京门、带脉、五枢、维道、居髎、环跳、风市、中渎、膝阳关、阳陵泉、阳交、外丘、光明、阳辅、悬钟、丘墟、足临泣、地五会、侠溪、足窍阴44个穴位。其中15个穴位分布在下肢的外侧面，而其他29个穴位在臀、侧胸、侧头部。

主治：口苦、目眩、疟疾、头痛、颔痛、目外眦痛、缺盆部、腋下、胸胁、股及下肢外侧、足外侧痛等。

（9）足太阳膀胱经

足太阳膀胱经起于睛明止于至阴，包括睛明、攒竹、眉冲、曲差、五处、承光、通天、络却、玉枕、天柱、大杼、风门、肺俞、厥阴俞、心俞、督俞、膈俞、肝俞、胆俞、脾俞、胃俞、三焦俞、肾俞、气海俞、大肠俞、关元俞、小肠俞、膀胱俞、中膂俞、白环俞、上髎、次髎、中髎、下髎、会阳、承扶、殷门、浮郄、委阳、委中、附分、魄户、膏肓、神堂、譩譆、膈关、魂门、阳纲、意舍、胃仓、肓门、志室、胞肓、秩边、合阳、承筋、承山、飞扬、跗阳、昆仑、仆参、申脉、金门、京骨、束骨、足通谷、至阴67个位穴。其中49个穴位分布在头面部、项背部和腰背部，而其他18个穴位分布在下肢外侧后缘和足的外侧部。

主治： 小便不通、遗尿、癫狂、疟疾、目痛、见风流泪、鼻塞多涕、鼻衄、头痛、项、背、臂部及下肢循行部位痛麻等。

（10）足太阴脾经

足太阴脾经起于隐白止于大包，包括隐白、大都、太白、公孙、商丘、三阴交、漏谷、地机、阴陵泉、血海、箕门、冲门、府舍、腹结、大横、腹哀、食窦、天溪、胸乡、周荣、大包21个穴位。其中10个穴位分布在侧胸腹部，而其他11个则分布在下肢内侧前缘。

主治： 胃脘痛、食则呕、嗳气、腹胀便溏、黄疸、身重无力、舌根强痛、下肢内侧肿胀、厥冷。

（11）足厥阴肝经

足厥阴肝经起于大敦止于期门，包括大敦、行间、太冲、中封、蠡沟、中都、膝关、曲泉、阴包、足五里、阴廉、急脉、章门、期门14个穴位。其中2个穴位分布于腹部和胸部，而其他12个穴位在下肢部。

主治： 腰痛、胸满、呃逆、遗尿、小便不利、疝气、少腹肿等症。

（12）足少阴肾经

足少阴肾经起于涌泉止于俞府，包括涌泉、然谷、太溪、大钟、水泉、照海、复溜、交信、筑宾、阴谷、横骨、大赫、气穴、四满、中注、肓俞、商曲、石关、阴都、腹通谷、幽门、步廊、神封、灵墟、神藏、彧中、俞府27个穴位。其中10个穴位分布在下肢内侧后缘，17个穴位分布在胸腹部前正中线旁开0.5寸。

主治： 咯血、气喘、舌干、咽喉肿痛、水肿、大便秘结、泄泻、腰痛、脊股内后侧痛、痿弱无力、足心热等证。

（13）任脉

任脉起于会阴止于承浆，包括会阴、曲骨、中极、关元、石门、气海、阴交、神阙、水分、下脘、建里、中脘、上脘、巨阙、鸠尾、中庭、膻中、玉堂、紫宫、华盖、璇玑、天突、廉泉、承浆24个穴位，其中1个穴位分布在面部，2个穴位分布在颈部，而其他21个穴位则分布在胸腹部。

主治：口眼歪斜、牙龈肿痛、舌下肿痛、吞咽困难、咳嗽气喘、胸痛、胃痛、胃胀、小便不利、月经不调、带下、阳痿、遗精、遗溺。

（14）督脉

督脉起于长强止于龈交，包括长强、腰俞、腰阳关、命门、悬枢、脊中、筋缩、至阳、灵台、神道、身柱、陶道、大椎、哑门、风府、脑户、强间、后顶、百会、前顶、囟会、上星、神庭、素髎、水沟、兑端、龈交28个穴位，其中14个穴位分布在头面部，其余14个穴位则分布在背部。

主治：鼻渊、牙龈肿痛、中风、癫狂、头痛、眩晕、失眠、惊悸、胃痛、腰背强痛、月经不调、遗精、阳痿。

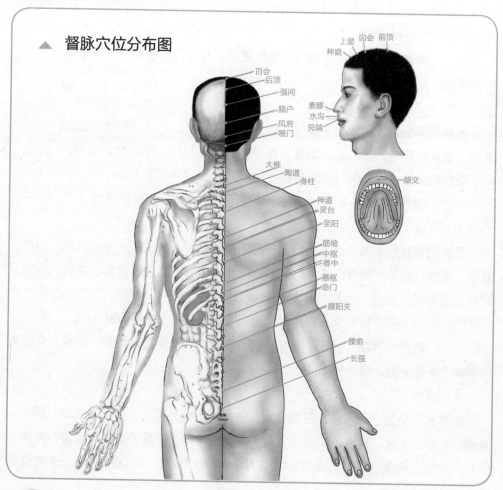

▲ 督脉穴位分布图

奇经八脉与十五络脉 ⭕

（1）奇经八脉

奇经八脉只是人体经络走向的一个类别。奇经八脉是督脉、任脉、冲脉、带脉、阴跷脉、阳跷脉、阴维脉、阳维脉的总称。它们与十二正经不同，既不直属脏腑，又无表里配合关系，"别道奇行"，故称"奇经"。有沟通十二经脉之间的联系；对十二经气血有蓄积渗灌等调节作用。

（2）十五络脉

十五络脉是经络系统重要组成组成部分。十二经脉和任、督二脉各自别出一络，加上脾之大络，共计15条，称为十五络脉，分别以十五络所发出的腧穴命名。

腧穴概说 ⭕

（1）腧穴的含义

腧穴即是穴位，腧与"输"通，有转输、输注的含义；"穴"即孔隙。所以是人体脏腑经络之气输注出入的特殊部位，既是疾病的反应点，又是艾灸临床的刺激点。

（2）腧穴的分类

分布于人体的腧穴很多，大体可分为十四经穴、经外奇穴、阿是穴三类穴。

十四经穴是指分布于十二经脉和督、任二脉的循行路线上的穴位，简称经穴，是腧穴的主体部分。十四经穴与经脉关系密切，它不仅可以反映本经经脉及其所属脏腑的病症，也可以反映本经脉所联系的其他经脉、脏腑之病症。

经外奇穴是在十四经穴之外具有固定名称、取穴和主治作用的腧穴，简称奇穴。这些腧穴对某些病症具有特殊的治疗作用。

阿是穴是指没有固定取穴和名称，以压痛点或其他病理反应点作为针灸治疗的穴位。又名压痛点、天应穴。

（3）腧穴的作用

近治作用：凡是腧穴均能治疗该穴所在部位及邻近组织、器官的疾病。

远治作用：十四经腧穴不仅能治疗局部病症，而且能治疗本经循行所涉及的远隔部位的组织、器官、脏腑的病症，甚至具有治疗全身疾患的作用。

特殊作用：大量的临床实践已经证明，针刺某些腧穴，对机体的不同状态，可起着双相的良性调整作用。例如泄泻时，针刺"天枢"能止泻；便秘时，针刺"天枢"又能通便。此外，腧穴的治疗作用还具有相对的特异性，如大椎退热，至阴矫正胎位等，均是其特殊的治疗作用。

正确取穴 ◯

（1）自然标志法

这是取穴最常用、最方便、最准确的方法，根据人体表面具有明显特征的部位作为取穴方法，可分为以下两种。

1）固定标志：是指表面固定不移，又有明显特征的部位作为取穴标志的方法，如在两眉之间取印堂穴、肚脐正中取神阙穴，鼻子尖端取素髎穴等。

2）活动标志：指人体进行某些局部活动后出现的空隙、凹陷、皱纹等，如曲池穴位于屈肘时肘横纹桡侧端，后溪穴位于握拳时掌横纹尺侧端等。

（2）手指比量法

以患者的手指为标准来定取穴位的方法称为"手指同身寸取穴法"。因各人手指的长度和宽度与其他部位有着一定的比例，所以可用患者本人的手指来测量穴位，医者或根据患者高矮胖瘦做出伸缩，也可用自己的手指来测定穴位。

1）中指同身寸：这是手指比量法中较常用的方法之一。中指弯曲时中节内侧两端横纹之间距离为1寸。适用于四肢部取穴的直寸和背部取穴的横寸。

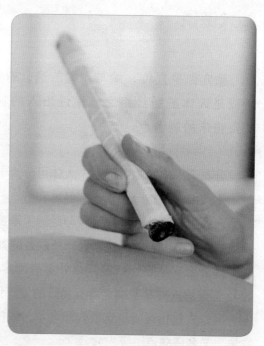

2）拇指同身寸：拇指第一关节的横度为1寸。适用于四肢部取穴的直寸。

3）横指同身寸：将示指、中指、无名指和小指并拢，四指宽度为3寸。适用于下肢、腹部和背部取穴的直寸。

（3）骨度分寸法

骨度分寸定位法是以人体体表骨节标志测量全身各部的长度和宽度，并依此尺寸按比例折算作为取穴的标准。不论男女、老少、高矮、胖瘦，均可按照此标准测量。

艾灸保健十大穴位 ○

1.足三里穴

取穴：位于小腿前外侧，当犊鼻穴下3寸，距胫骨前一横指处。正坐屈膝，用手从膝盖正中往下摸取胫骨粗隆。

作用：有补益脾胃、扶正培元、调和气血、驱邪防病、强壮身体的作用。

主治：胃痛、呕吐、消化不良、腹胀、肠鸣、泄泻、痢疾、便秘、乳痈、虚劳羸瘦、咳嗽气喘、心悸气短、乏力、头晕失眠、癫狂、膝关节疼痛、脑卒中偏瘫。

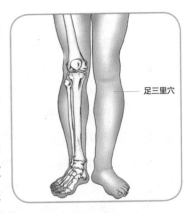

足三里穴

施灸：①艾炷直接灸，每次5~7壮，每日1~2次；②艾条温和灸，每日5~20分钟，每日1次。

2.神阙穴

取穴：在人体的腹中部，肚脐中央。在肚脐正中取穴即可。

作用：有培元固本，回阳救逆。

主治：中风虚脱、四肢厥冷、尸厥、风痫、形惫体乏、水肿鼓胀、脱肛、泄利、便秘、小便不禁、玉淋、妇女不孕。

施灸：艾炷隔盐灸，每次5~7壮，每日1~2次。

3.关元穴

取穴：在人体的下腹部，脐下3寸。正坐，双手放在小腹上，手掌心朝下，左手中指的指腹所在取穴即是。

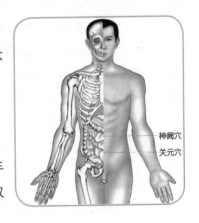

神阙穴
关元穴

作用：有通调冲任、调理气血、补肾固精、回阳固脱的作用。

主治：阳痿、早泄、月经不调、崩漏、带下、不孕、子宫脱垂、闭经、遗精、遗尿、小便频繁、小便不通、痛经、产后出血、小腹痛、腹泻、腹痛、痢疾、完谷不化等症状；对全身衰弱、尿路感染、肾炎、疝气、脱肛、中风、尿道炎、盆腔炎、肠炎、肠粘连、神经衰弱、小儿消化不良等疾患。

施灸：①艾炷直接灸，每次7～15壮，每日1～2次；②艾条温和灸10～20分钟，隔日1次。

4.中脘穴

取穴：在上腹部，前正中线上，当脐中上4寸。取剑骨突与肚脐的中点既是。

作用：健脾益胃，培补后天。

主治：胃痛，腹痛，腹胀，呕逆，反胃，食不化，肠鸣，泄泻，便秘，便血，胁下坚痛，喘息不止，失眠，脏躁，癫痫，尸厥，胃炎，胃溃疡，胃扩张，子宫脱垂，荨麻疹，食物中毒。

施灸：艾条温和灸，每日1次或隔日1次，灸10～15分钟。

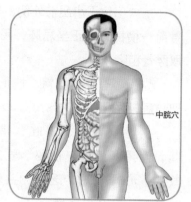

中脘穴

5.命门穴

取穴：在人体腰部，当后正中线上，第二腰椎棘突下凹陷处。直立，两手伸到腰背后，大拇指在前，四指在后。中指指腹所在取穴既是。

作用：有温肾助阳、镇静止痉的作用。

主治：腰脊强痛、坐骨神经痛、急性腰扭伤、月经不调、赤白带下、痛经、经闭、遗精、阳痿、精冷不育、痔疮、疝气、下肢痿痹。

施灸：艾炷隔姜灸，每次3～5壮，每日1次或隔日1次。

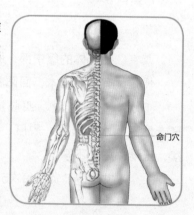

命门穴

6.涌泉穴

取穴：在足底足前部的凹陷处，第二、三趾的趾缝纹头端和足跟连线的前1／3处。正坐，把一只脚跷在另一只脚的膝盖上，脚掌尽量朝上脚心最凹处即是。

作用：具有散热生气的作用，能够益肾、清热、开郁。

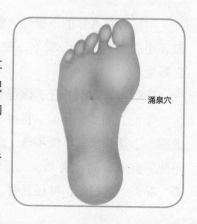

涌泉穴

主治：咽喉肿痛、头痛、目眩、失音、失眠、小便不利、休克、中暑、中风、高血压、癫痫、女子不孕、月经下调、阴痒、阴挺等疾病。

施灸：艾炷直接灸，每次3～7壮，每日1次或隔日1次。

7.大椎穴

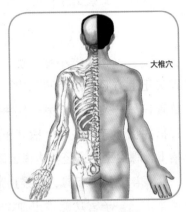

取穴：人体颈部后正中线上，第七颈椎棘突下凹陷中。头尽量向下低，颈部最凸出处即是。

作用：有解表通阳、清脑宁神的作用。

主治：热病、疟疾、咳嗽、喘逆、肩背痛、角弓反张、小儿惊风、癫狂痫证、五劳虚损、七伤乏力、中暑、呕吐、黄疸、风疹。

施灸：艾条灸温和灸，20分钟，每日1次或隔日1次。

8.曲池穴

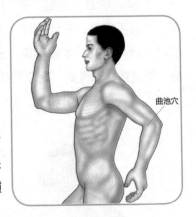

取穴：屈肘成直角，在肘弯横纹外侧尽头筋骨间凹陷处。正坐，轻抬左臂与肩高，手肘内屈，大约成直角，将手肘内弯，用另一只手按压此处凹陷既是。

作用：有清热解毒、凉血润燥的作用。

主治：热病、咽痛、目赤肿痛、视物不清、牙痛、半身不遂、肩痛不举、膝关节肿痛、头痛、头晕、月经不调、瘾疹、疥疮、丹毒、腹痛、吐泻、癫狂、瘰疬等。

施灸：艾条灸温和灸10～20分钟，每日1次或隔日1次。

9.气海穴

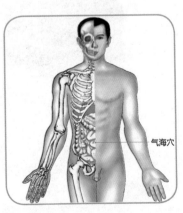

取穴：下腹部，前正中线上，脐中下1.5寸。仰卧，示指与中指并拢，将示指横放正中线处，位于肚脐下缘，与之相对中指下缘既是。

作用：有生发阳气的作用。

主治：绕脐腹痛，水肿膨胀，脘腹胀满，水谷不化，大便不通，泻痢不禁，癃淋，遗尿，遗精，阳痿，疝气，月经不调，痛经，经闭，崩漏，带下，阴挺，产后恶露不止，胞衣不下，脏气虚惫，形体羸瘦，四肢乏力。妇科病、腰痛、食欲不振、夜尿症、儿童发育不良等。

施灸：艾条灸温和灸，10～20分钟，每日1次或隔日1次。

10.三阴交穴

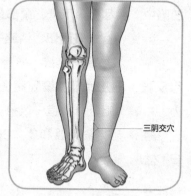

三阴交穴

取穴：在人体小腿内侧，足内踝上缘三指宽，踝尖正上方胫骨边缘凹陷中。正坐，抬起一只脚，放置在另一条腿上，另一侧手的大拇指除外，其余四指并拢伸直，并将小指置于足内踝上缘处，则示指下，踝尖正上方胫骨边缘凹陷处既是。

作用：健脾和胃、调经止带。

主治：子宫功能性出血、月经不调、经痛、带下、不孕、崩漏、闭经、子宫脱垂、难产、产后血晕、恶露不行等；还能治疗男女生殖器官的疾病，如遗精、遗尿、阳痿等；能够使腹胀、消化不良、食欲不振、肠绞痛、腹泻、失眠、神经衰弱、全身无力、下肢麻痹、神经痛、脚气病、更年期综合征等得到缓解。

艾灸：艾条灸温和灸，10～20分钟，每日1次或隔日1次。

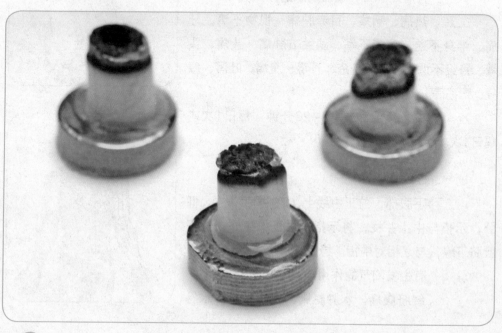

第 三 章

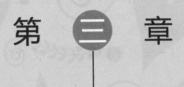

常见疾病的艾灸疗法

CHANG JIAN JI BING DE AI JIU LIAO FA

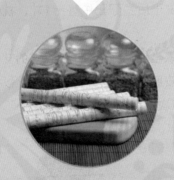

感冒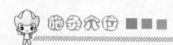

感冒是一种急性传染性上呼吸道感染，俗称"伤风"，是由呼吸道病毒引起的。病毒从呼吸道分泌物中排出并传播，当机体抵抗力下降，如受凉、营养不良、过度疲劳、烟酒过度、全身性疾病及鼻部本身的慢性疾病影响呼吸畅通等，容易诱发感染。

在中医里，感冒是外感风邪为主的四时不正之气，或间夹时疫之气所引起的一种外感发热性疾病。感冒一年四季都能发生，尤其在秋末、春初，天气变化无常，更容易得病。

 神奇穴位 ■ ■ ■

风池穴

[取穴] 风池穴位于颈后两侧枕骨下方的凹陷处，左右各有一穴。

[施灸] 温和灸。被施灸者取坐位，施灸者手执点燃的艾条，悬于穴位之上，使艾火距皮肤1.5～3厘米进行熏烤，以被施灸者感到施灸处舒适为宜。每日1次，每次10～20分钟。

[功效] 通经，活络，止痛。

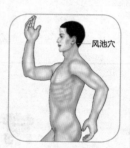
风池穴

风府穴

[取穴] 风府穴位于后发际正中直上1寸，枕外隆凸直下凹陷中。

[施灸] 温和灸。被施灸者取坐位，施灸者手执点燃的艾条，悬于穴位之上，使艾火距皮肤1.5～3厘米进行熏烤，以被施灸者感到舒适为宜。每日1次，每次灸10～20分钟。

[功效] 疏导体内的寒气。

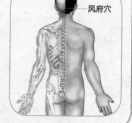
风府穴

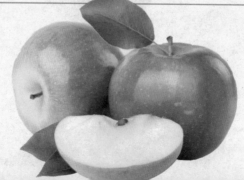

肺俞穴

[取穴] 肺俞穴位于背部第三胸椎棘突下旁开1.5寸(二横指宽)处，左右各有一穴。

[施灸] 施术者取俯卧位，施灸者手执点燃的艾条对准穴位，距皮肤约3厘米处施灸，以被施灸者感到施灸处温热、舒适为度。每日1次，每次灸10～15分钟。最好在每晚临睡前灸。

[功效] 解表宣肺、止咳平喘。

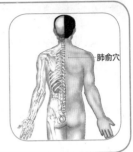

 列缺穴

[取穴] 列缺穴位于前臂桡侧(外侧)缘，桡骨茎突上方，腕横纹上1.5寸(二横指宽)处，左右臂各有一穴。

[施灸] 取坐位，施灸者手执点燃的艾条对准穴位，距皮肤1.5～3厘米处施灸。灸至皮肤产生红晕为止。每日1次，每次灸10～15分钟。

[功效] 宣肺散邪，通调经脉，清肺止咳。

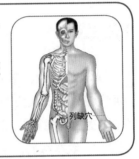

 合谷穴

[取穴] 合谷穴位于手背虎口，在第一掌骨与第二掌骨间的凹陷处，左右手各有一穴。

[施灸] 温和灸。施灸者手执点燃的艾条对准穴位，距皮肤1.5～3厘米处施灸，以被施灸者感到施灸处温热为度。每周3～4次，每次灸10～20分钟。

[功效] 祛风散寒，解表清肺，防止外邪传里。

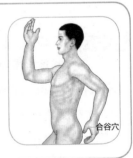

------------------------------ 小贴士 ------------------------------

冒患者施灸的注意事项：

1.感冒初起应及时施灸，灸致身热汗微出为妙。

2.因为感冒多伴有发热，所以应多饮水，每天摄入液体总量在2500～5000毫升之间，有助于退热发汗，排除毒素。

3.可饮用开水、清淡的菜汤以及新鲜的果汁，如西瓜汁、梨汁、甘蔗汁、藕汁等，稀粥、蛋汤、牛奶、豆浆也可。

4.亦应多食用富含维生素的蔬菜、水果。注意休息。

咳嗽

咳嗽是呼吸系统常见病，是人体清除呼吸道内的分泌物或异物的保护性呼吸反射动作。虽然有其有利的一面，但剧烈长期咳嗽可导致呼吸道出血。

中医认为，咳嗽是因外感六淫，脏腑内伤，影响于肺所致有声有痰之证。一般多痰声并见，常与吐痰、闷气、喉痒、胸痛等症状同时出现。

 施灸穴位 ■ ■ ■

大椎穴

[取穴] 大椎穴位于颈部下端，第七颈椎棘突下凹陷中。

[施灸] 回旋灸。被施灸者俯卧，施灸者手执点燃的艾条对准穴位，距皮肤约3厘米处，反复旋转施灸，灸至皮肤产生红晕为止。每日1~2次，每次灸20分钟左右。

[功效] 散寒解表，温阳疏风。

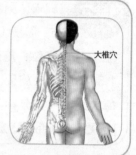

大椎穴

膻中穴

[取穴] 膻中穴位于胸部正中线上，两乳头连线与胸骨中线的交点处。

[施灸] 回旋灸。施灸时，被施灸者仰卧，施灸者站或坐于一旁，手执点燃的艾条对准穴位，距皮肤1.5~3厘米处，反复旋转施灸，以被施灸者感到施灸处温热、舒适为度。每日1次，每次灸3~7分钟。

[功效] 清肺止喘，舒畅心胸。

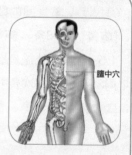

膻中穴

膏肓穴

[取穴] 膏肓穴位于背部，第四胸椎棘突下旁开3寸(四横指宽)处，左右各有一穴。

[施灸] 回旋灸。被施灸者俯卧，施灸者站于一旁，手执点燃的艾条对准穴位，距皮肤1.5~3厘米处反复旋转施灸，以被施灸者感到舒适为宜。每日1~2次，每次灸7~15分钟。

[功效] 益阴清心，止咳平喘。

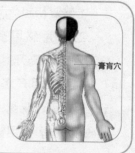

膏肓穴

列缺穴 **[取穴]** 列缺穴位于前臂桡侧(外侧)，桡骨茎突上方，腕横纹上1.5寸(二横指宽)处，左右臂各有一穴。

[施灸] 取坐位，施灸者手执点燃的艾条对准穴位，距皮肤1.5～3厘米处施灸，以被施灸者感到舒适为度，灸至皮肤产生红晕为止。每日1次，每次灸3～7分钟。

[功效] 宣肺散邪，通调经脉。

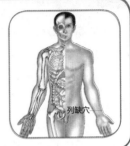

 足三里 **[取穴]** 足三里位于外膝眼下3寸(四横指宽)、胫骨前肌上，左右脚各有一穴。

[施灸] 取坐位，施灸者手执点燃的艾条对准穴位，距皮肤1.5～3厘米处施灸，以被施灸者感到施灸处温热、舒适为度。每日1次，每次灸3～15分钟。

[功效] 调节机体免疫力，增强抗病能力。

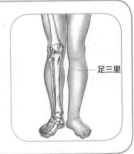

小贴士

小偏方治咳嗽：

1.新鲜檀香橄榄5枚，冰糖15克。将橄榄洗净加入冰糖和适量的水，煎到出味，一次或分次温服。本方清热止咳，适用于小儿咳嗽。

2.葱白5~10节，淡豆豉10克，苏梗或陈皮3克，红糖适量。将葱洗净，取葱白，与淡豆豉、陈皮等入砂锅共煎取汁，再调入红糖。日分数次，酌量饮用。本方适用于风寒咳嗽。

3.苦杏仁6~10克，生姜3片，白萝卜100克。上药打碎后加水400毫升，文火煎至100毫升，可加少量白糖调味，每日1剂，分次服完。本方散寒化痰止咳，适用于外感风寒咳嗽。

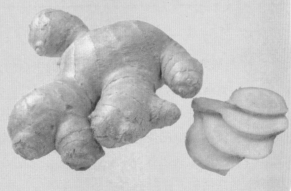

头痛

头痛是指以头部疼痛为主要症状的一种痛症。是临床较常见症状之一，现代医学中的多种疾病，如高血压、鼻炎、三叉神经痛等病中皆可见到头痛的症状。究其原因多因感受外邪、情志不和，久病体虚及饮食不节，影响头部络脉或脑髓失养所致。

合谷穴

[取穴] 合谷穴位于手背部，第一掌骨与第二掌骨间的凹陷处，左右各有一穴。

[施灸] 温和灸。施灸者手执点燃的艾条对准穴位，在距皮肤1.5～3厘米处施灸，以被施灸者感到施灸处温热、舒适为度。每日1次，每次灸10～20分钟。

[功效] 止痛。

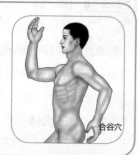

合谷穴

阴陵泉

[取穴] 阴陵泉位于人体的小腿内侧，膝下胫骨内侧凹陷中，与阳陵泉相对，左右腿各有一穴。

[施灸] 温和灸。施灸者手执点燃的艾条对准穴位，在距皮肤1.5～3厘米处施灸，以被施灸者感到施灸处温热、舒适为度。每日1次，每次灸3～15分钟。

[功效] 健脾理气，通经活络。

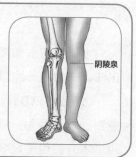

阴陵泉

外关穴

[取穴] 外关穴位于腕背横纹的中点向上2寸(约三横指宽)处，左右臂各有一穴。

[施灸] 施灸者手执点燃的艾条对准穴位，在距皮肤1.5～3厘米处施灸，以被施灸者感到施灸处温热、舒适为度。每日1～2次，灸10～15分钟。

[功效] 通络活血，补阳益气。

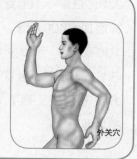

外关穴

足临泣 [取穴] 足临泣位于足背外侧，第四趾关节的后方，小趾伸肌腱的外侧凹陷处。左右脚各一穴。

[施灸] 取坐位，施灸者手执点燃的艾条对准穴位，在距皮肤1.5～3厘米处施灸，以被施灸者感到施灸处温热、舒适为度。每日1～2次，每次灸10～15分钟。

[功效] 祛风，泻火。

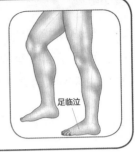

 后溪穴 [取穴] 后溪穴位于第五指掌关节尺侧近端赤白肉际凹陷处，左右手各有一穴。

[施灸] 温和灸。施灸者手执点燃的艾条对准穴位，在距皮肤1.5～3厘米处施灸，以被施灸者感到施灸处温热、舒适为度，灸至皮肤产生红晕为止。每日1次，每次灸5～10分钟。

[功效] 疏经通窍，宁神。

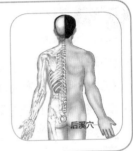

小贴士

自疗法治头痛：

1. 揉太阳穴：每天清晨醒来后和晚上临睡前，用双手中指按太阳穴转圈揉动，先顺揉七至八圈，再逆揉七至八圈，反复几次，连续数日，头痛可以大为减轻。

2. 梳摩痛点：将双手的10个指尖，放在头部最痛的地方，像梳头那样进行轻度的快速梳摩，每次梳摩重复100次，每天早、中、晚各做一遍，能起到缓解疼痛的目的。

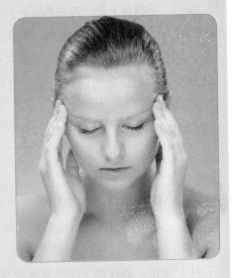

3. 热水浸手：偏头痛发作时，可将双手浸没于热水中，水温以手入水后能忍受的极限为宜，坚持浸泡半个小时左右，便可使手部血管扩张，脑部血液相应减少，从而使头痛逐渐减轻。

牙痛 ○

牙痛是指牙齿因各种原因引起的疼痛而言，为口腔疾患中常见的症状之一，可见于西医学的龋齿、牙髓炎、根尖周围炎和牙本质过敏等。遇冷、热、酸、甜等刺激时牙痛发作或加重，属中医的"牙宣""骨槽风"范畴。

  施灸穴位 ■■■

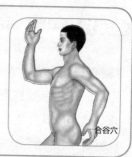

合谷穴

[取穴] 合谷穴位于手背虎口，在第一掌骨与第二掌骨间的凹陷处，左右各有一穴。

[施灸] 温和灸。施灸者手执点燃的艾条对准穴位，距皮肤1.5~3厘米处施灸，以被施灸者感到施灸处温热、舒适为度。每次灸10~20分钟。

[功效] 祛风散寒，镇静止痛。

颊车穴

[取穴] 颊车位于面颊部，下颌角前上方1寸（大拇指横宽）处，左右各有一穴。

[施灸] 此穴需两人配合施灸。采用温和灸。被施灸者取坐位，施灸者手执点燃的艾条对准穴位，距皮肤1.5~3厘米处施灸，以被施灸者感到施灸处温热、舒适为度。每次灸10~20分钟。

[功效] 祛风通络，消肿止痛。

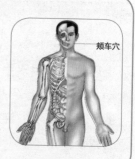

下关穴

[取穴] 下关穴位于颧骨中央的下方，在耳前颧弓与下颌切迹所形成的凹陷中。左右各有一穴。

[施灸] 温和灸。被施灸者取坐位，施灸者手执点燃的艾条对准穴位，距皮肤1.5~3厘米处施灸，以被施灸者感到施灸处温热、舒适为度。每次灸10~20分钟。

[功效] 消肿止痛，聪耳通络。

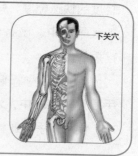

内庭穴

[取穴] 内庭穴位于脚背第二、三趾间，趾蹼缘后方赤白肉际处，左右脚各有一穴。

[施灸] 施灸者手执点燃的艾条对准穴位，距皮肤1.5~3厘米处施灸，以被施灸者感到施灸处温热、舒适为度。每次灸10~20分钟。

[功效] 镇静安神。

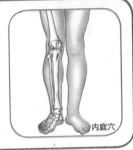
内庭穴

 风池穴

[取穴] 风池穴位于颈后两侧枕骨下方的凹陷处，左右各有一穴。

[施灸] 温和灸。被施灸者取坐位，施灸者手执点燃的艾条对准穴位，距皮肤1.5~3厘米处施灸，以被施灸者感到施灸处温热、舒适为度。每次灸10~20分钟。

[功效] 通经活络。

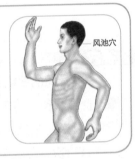
风池穴

小贴士

为了避免遭受牙痛的折磨，我们要学会爱护自己的牙齿。

1.平时注意口腔卫生，养成"早晚刷牙，饭后漱口"的良好习惯。

2.发现蛀牙，及时治疗。

3.睡前不宜吃糖、饼干等淀粉之类的食物。

4.宜多吃清胃火及清肝火的食物，如南瓜、西瓜、荸荠、芹菜、胡萝卜等。

5.勿吃过硬食物，少吃过酸、过冷、过热食物。

6.忌酒及热性动火食品。

麦粒肿

麦粒肿又称"睑腺炎"，又名"针眼""土疖"。麦粒肿是眼睑皮受感染而引起的一种急性化脓性炎症。一年四季均可发病，尤以夏秋多见。本病临床有内麦粒肿，外麦粒肿之分。

中医认为本病多由脾胃蕴热，或心火上炎复感外感风热，积热与外风相搏，气血淤阻，火热积聚以致眼睑红肿、腐熟化为脓液。

 施灸穴位 ■ ■ ■

 合谷穴　[取穴] 谷穴位于手背虎口，在第一掌骨与第二掌骨间的凹陷处，左右手各有一穴。

[施灸] 温和灸。施灸者手执点燃的艾炷对准穴位，距皮肤1.5～3厘米处施灸，以被施灸者感到施灸处温热、舒适为度。每日1次，每次灸10～20分钟。

[功效] 镇静止痛，通经活络，清热解表。

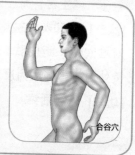

丘墟穴　[取穴] 丘墟穴位于足外踝的前下方，当趾长伸肌腱的外侧凹陷处。

[施灸] 温和灸。手执点燃的艾炷对准穴位，距皮肤1.5～3厘米处施灸，以被施灸者感到施灸处温热、舒适为度。每日1次，每次灸10～20分钟。

[功效] 清肝明目，通经活络。

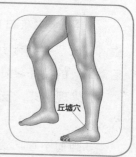

后溪穴　[取穴] 后溪穴位于微握拳，第五指掌关节后尺侧的远侧掌横纹头赤白肉际。

[施灸] 施灸时，取坐位，施灸者手执点燃的艾炷对准穴位，距皮肤1.5～3厘米处施灸，以被施灸者感到施灸处温热、舒适为度。每日1次，每次灸10～20分钟。

[功效] 镇静止痛。

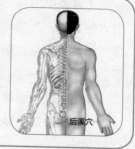

太冲穴

[**取穴**] 太冲穴位于脚背面，第一、二脚趾根部结合处后方的凹陷处，左右脚各有一穴。

[**施灸**] 回旋灸。取坐位，施灸者手执点燃的艾条对准穴位，距皮肤1.5～3厘米处反复旋转施灸，以被施灸者感到施灸处温热为度。每日1次，每次3壮，疗程1～3次。

[**功效**] 燥湿生风。

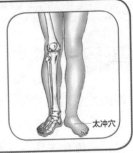

太冲穴

小贴士

麦粒肿家庭护理注意：

1.在脓头未形成之前可做热敷，以促进化脓，轻的炎症也可在热敷后完全消失；

2.一旦脓头出现就应及时切开排脓，不要等到自行破溃，这样可以减少病儿的疼痛，并可缩短疗程；

3.当脓头出现时切忌用手挤压；

4.局部可点眼药，一般使用0.25%氯霉素眼药水即可，小儿入睡后可涂金霉素眼膏；

5.不要用脏手揉眼睛，以免将细菌进入眼内，引起感染。

角膜炎

角膜炎是目前主要致盲眼病之一，外伤和感染是最常见的病因，角膜上皮稍有损伤，受到感染后，常可导致严重炎症；角膜邻近组织的炎症，如结膜炎、巩膜炎、虹膜睫状体等，均可并发角膜炎；另外，全身抵抗力减退或营养障碍与本病的发生也密切相关。

临床以疼痛、畏光、流泪、眼睑痉挛、影响视力等为主要特征。本病发病后发展快而恢复慢，常留有疤痕，导致不同程度的视力障碍，甚至失明。

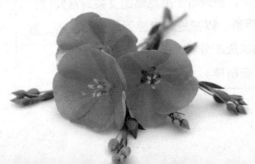

施灸穴位 ■■■

丝竹空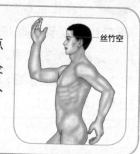

[取穴] 丝竹空穴位于眉梢凹陷处，左右各有一穴。

[施灸] 温和灸。被施灸者取坐位，施灸者手执点燃的艾条对准穴位，距皮肤1.5～3厘米处施灸，以被施灸者感到施灸处温热、舒适为度。每日1次，每次灸5～15分钟，一般10天为一个疗程。

[功效] 清头明目，散风止痛。

印堂穴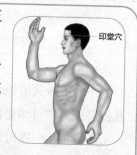

[取穴] 印堂穴位于前额，在两眉头间连线与前正中线之交点处，即左右眉头的中点处。

[施灸] 温和灸。被施灸者取坐位，施灸者手执点燃的艾条对准穴位，距皮肤1.5～3厘米处施灸，以被施灸者感到施灸处温热、舒适为度。每日1次，每次灸5～15分钟，一般10天为一个疗程。

[功效] 清头明目，通鼻开窍。

风池穴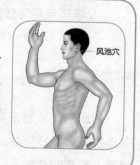

[取穴] 风池穴位于颈后两侧枕骨下方的凹陷处，左右各有一穴。

[施灸] 温和灸。被施灸者取坐位，施灸者手执点燃的艾条对准穴位，距皮肤1.5～3厘米处施灸，以被施灸者感到施灸处温热、舒适为度，灸至皮肤产生红晕为止。每日1次，每次灸5～15分钟。

[功效] 通经，活络，止痛。

太阳穴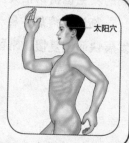

[取穴] 太阳穴在前额两侧，外眼角延长线的上方，左右各有一穴。

[施灸] 被施灸者取坐位，施灸者手执点燃的艾条对准穴位，距皮肤1.5～3厘米处施灸，以被施灸者感到施灸处温热、舒适为度。每日1次，每次灸20分钟，一般每周灸3～4次。

[功效] 止痛醒脑，振奋精神。

阳白穴 [取穴] 阳白穴位于前额，瞳孔直上，眉上1寸(大拇指横宽)处，左右各有一穴。

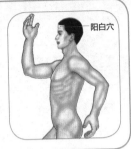

[施灸] 被施灸者取坐位，施灸者手执点燃的艾条对准穴位，距皮肤1.5～3厘米处施灸，以被施灸者感到施灸处温热、舒适为度。每周3～4次，每次灸20分钟。

[功效] 清头明目，祛风泄热。

 合谷穴 [取穴] 合谷穴位于手背虎口，在第一掌骨与第二掌骨间的凹陷处，左右各有一穴。

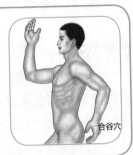

[施灸] 温和灸。手执点燃的艾条对准穴位，距皮肤1.5～3厘米处施灸，以被施灸者感到施灸处温热、舒适为度。每日1次，每次灸10～20分钟，一般每周3～4次。

[功效] 镇静止痛，通经活络。

小贴士

角膜炎的预防措施：

1. 培养个人良好的卫生习惯，随时注意清洁，常用肥皂洗手，并保持干燥。

2. 避免用手揉眼睛。

3. 流行期间应尽量避免到人多的公共场所。

4. 病患应保持身心健康，不晚睡，不喝酒，不抽烟等，才能有效预防或减轻症状之效果。

急性结膜炎

　　急性结膜炎也称传染性结膜炎，多由细菌和病毒感染引起，起病急、传染性强，易于流行。多发于春秋季节。俗称"火眼"或"红眼病"。

　　临床表现为畏光、流泪，眼部红、肿、热、痛，且有稀薄的分泌物，眼睑肿胀，非常痛苦。

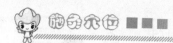

施灸穴位 ■■■

合谷穴 [取穴] 合谷穴位于手背虎口，在第一掌骨与第二掌骨间的凹陷处，左右手各有一穴。

[施灸] 施灸者手执点燃的艾条对准穴位，距皮肤1.5~3厘米处施灸，以被施灸者感到施灸处温热、舒适为度。每周3~4次，每次灸5~15分钟。

[功效] 祛风散寒，解表清肺。

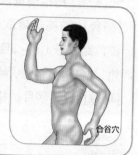

合谷穴

风池穴 [取穴] 风池穴位于颈后两侧枕骨下方的凹陷处，左右各有一穴。

[施灸] 被施灸者取坐位，施灸者手执点燃的艾条对准穴位，距皮肤1.5~3厘米处施灸，以被施灸者感到施灸处温热、舒适为度。每周3~4次，每次灸5~15分钟。

[功效] 祛风解毒，通经活络。

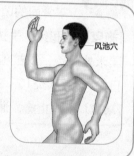

风池穴

太阳穴 [取穴] 太阳穴在前额两侧，外眼角延长线的上方，左右各有一穴。

[施灸] 温和灸。被施灸者取坐位，施灸者手执点燃的艾条对准穴位，距皮肤1.5~3厘米处施灸，以被施灸者感到施灸处温热、舒适为度。每日1次，每次灸5~15分钟，一般每周3~4次。

[功效] 清热消肿，通络止痛。

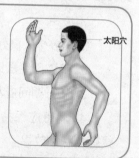

太阳穴

小贴士

急性结膜炎患者的家庭护理：

1.注意保持眼部的清洁卫生，及时擦去眼部分泌物。

2.戒除烟酒等不良嗜好，忌食辛辣食物及牛羊肉等。

3.接触病人后要洗手；病人用过的毛巾、手帕、脸盆等应分开，并煮沸消毒。

4.生活用品勿与周围人员共用，切断传播途径。

5.不可用热毛巾敷眼，需用冷敷。

过敏性鼻炎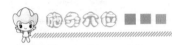

　　过敏性鼻炎又称变态反性鼻炎，主要因为受到天气变冷、多风、粉尘、某些植物花粉、螨虫、宠物毛等影响而诱发，尤其是过敏性体质者更容易发作。

　　临床表现为阵发性打喷嚏、鼻子大量流清水样鼻涕、鼻子发痒，严重者会出现眼睛痒、鼻塞、嗅觉减退等症状。

迎香穴

[取穴] 迎香穴位于鼻翼两侧的凹陷处，鼻翼底部正侧方鼻唇沟上，左右各有一穴。

[施灸] 温和灸。被施灸者取坐位，施灸者手执点燃的艾条对准穴位，距皮肤1.5~3厘米处施灸，以被施灸者感到施灸处温热、舒适为度。每日1次，每次灸10~20分钟。

[功效] 清利鼻窍，通络止痛。

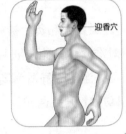
迎香穴

印堂穴

[取穴] 印堂穴位于前额，在两眉头间连线与前正中线之交点处，即左右眉头的中点。

[施灸] 温和灸。被施灸者取坐位，施灸者手执点燃的艾条对准穴位，距皮肤1.5~3厘米处施灸，以被施灸者感到施灸处温热、舒适为度。每日1次，每次灸5~15分钟。

[功效] 清头明目，通鼻开窍。

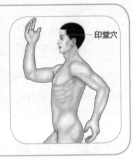
印堂穴

风池穴

[取穴] 风池穴位于颈后两侧枕骨下方的凹陷处，左右各有一穴。

[施灸] 温和灸。被施灸者取坐位，施灸者手执点燃的艾条对准穴位，距皮肤1.5~3厘米处施灸，以被施灸者感到施灸处温热、舒适为度。每日1次，每次灸3~15分钟。

[功效] 祛风解毒，通利宫窍。

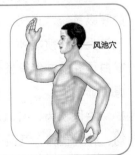
风池穴

足三里

[取穴] 足三里穴位于外膝眼下3寸(四横指宽)，胫骨前肌上，左右脚各有一穴。

[施灸] 温和灸。取坐位，施灸者手执点燃的艾条对准穴位，距皮肤1.5~3厘米处施灸，灸至皮肤产生红晕为止。每日1次，每次灸20分钟。

[功效] 通经活络，扶正祛邪。

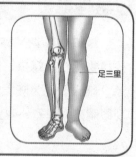

足三里

口禾髎

[取穴] 口禾髎穴位于上唇部，鼻孔外缘直下，与人中穴相平，左右各有一穴。

[施灸] 温和灸。被施灸者取坐位，施灸者手执点燃的艾条对准穴位，距皮肤1.5~3厘米处施灸，以被施灸者感到施灸处温热、舒适为度。每日1次，每次灸20分钟。

[功效] 开关通窍。

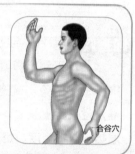

合谷穴

小贴士

过敏性鼻炎的预防：

1.注意劳逸结合，防止受凉，加强锻炼，保持良好的精神状态。

2.控制室内霉菌和霉变的发生。

3.彻底杀灭蟑螂等害虫。

4.远离宠物。

慢性支气管炎

慢性支气管炎是以长期反复发作的咳嗽、咯痰、或伴有喘息为主要临床表现的呼吸系统常见病。大致可分为两种类型；以咳嗽、咯痰为主的，叫做单纯性支气管炎；除痰咳外，又伴有哮喘者，称为喘息支气管炎。如咳嗽频繁，有黄脓痰或白稠黏痰并伴有发热现象，应考虑继发感染；而兼有气喘、气短的患者，应考虑有肺气肿。

中医认为，有风寒、风热、燥火、七情伤感、脾虚不运、湿痰浸肺、阴虚火灼、肺失宣肺、气逆于上而咳喘咯痰，形成慢性支气管炎。

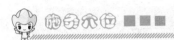

肺俞穴

[取穴] 肺俞穴位于背部第三胸椎棘突下旁开1.5寸(二横指宽)处，左右各有一穴。

[施灸] 回旋灸。被施灸者俯卧，施灸者手执点燃的艾条对准穴位，距皮肤约3厘米处反复旋转施灸，灸至皮肤产生红晕为止。每日1次，每次灸10～15分钟。

[功效] 理气宁心，散发肺脏之热，清肺止咳。

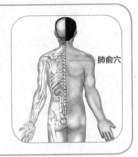
肺俞穴

定喘穴

[取穴] 定喘穴位于第七颈椎棘突下旁开0.5寸，左右各有一穴。

[施灸] 回旋灸。被施灸者俯卧，施灸者手执点燃的艾条对准穴位，距离皮肤约3厘米处，反复旋转施灸，以被施灸者感到施灸处温热、舒适为度。每日1次，每次灸10～15分钟。

[功效] 止咳平喘，通宣理肺。

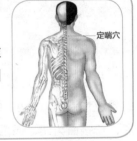
定喘穴

合谷穴

[取穴] 合谷穴位于手背虎口，在第一掌骨与第二掌骨间的凹陷处，左右手各有一穴。

[施灸] 温和灸。施灸者手执点燃的艾条对准穴位，距皮肤1.5～3厘米处施灸，以被施灸者感到施灸处温热、舒适为度。每周3～4次，每次灸10～15分钟。

[功效] 镇静止痛，解表清肺。

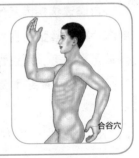
合谷穴

足三里

[取穴] 足三里穴位于外膝眼下3寸(四横指宽)、胫骨前肌上，左右脚各有一穴。

[施灸] 取坐位，施灸者手执点燃的艾条对准穴位，距皮肤1.5～3厘米处施灸，以被施灸者感到施灸处温热、舒适为度。每日1次，每次灸3～15分钟。

[功效] 补中益气，通经活络。

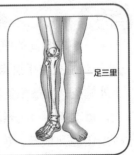
足三里

小贴士

慢性支气管炎的预防：

1.戒烟；

2.注意保暖，在气候变冷的季节，患者要注意保暖，避免受凉；

3.加强锻炼，患者在缓解期要作适当的体育锻炼，以提高机体的免疫能力和心、肺的贮备能力；

4.预防感冒，注意个人保护，预防感冒发生，有条件者可做耐寒锻炼以预防感冒；

5.做好环境保护，避免烟雾、粉尘和刺激性气体对呼吸道的影响，以免诱发慢性支气管炎。

口腔溃疡

口腔溃疡，又称为"口疮"，是发生在口腔黏膜上的表浅性溃疡，大小可从米粒至黄豆大小、成圆形或卵圆形，溃疡面为凹、周围充血。溃疡具有周期性、复发性及自限性等特点，好发于唇、颊、舌缘等。

口腔溃疡病因及致病机制仍不明确。诱因可能是局部创伤、精神紧张、食物、药物、激素水平改变及维生素或微量元素缺乏。系统性疾病、遗传、免疫及微生物在其发生、发展中可能起重要作用。

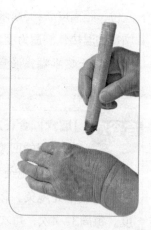

合谷穴 [取穴] 合谷穴位于手背虎口，在第一掌骨与第二掌骨间的凹陷处，左右手各有一穴。

[施灸] 施灸者手执点燃的艾条对准穴位，距皮肤1.5～3厘米处施灸，以被施灸者感到施灸处温热、舒适为度。每日1次，每次灸5～10分钟，6次为一个疗程。

[功效] 祛风散寒，镇静止痛。

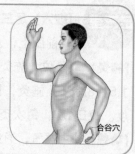
合谷穴

[取穴] 足三里位于外膝眼下3寸(四横指宽)、胫骨前肌上，左右脚各有一穴。

[施灸] 温和灸。取坐位，施灸者手执点燃的艾条对准穴位，距皮肤1.5~3厘米处施灸，以被施灸者感到施灸处温热、舒适为度，灸至皮肤产生红晕为止。每日1次，每次灸5~10分钟。

[功效] 通经活络、疏风化湿。

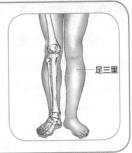
足三里

[取穴] 三阴交位于小腿内侧，内踝尖直上3寸(四横指宽)、胫骨内侧缘后方，左右脚各有一穴。

[施灸] 施灸者手执点燃的艾条对准穴位，距皮肤1.5~3厘米处施灸，以被施灸者感到施灸处温热、舒适为度，灸至皮肤产生红晕为止。每日1次，每次灸5~10分钟。

[功效] 滋阴降火。

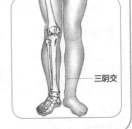
三阴交

[取穴] 涌泉穴位于第2、3趾趾缝纹头端与足跟连线的前1/3处，左右脚各有一穴。

[施灸] 温和灸。取坐位，施灸者手执点燃的艾条对准穴位，距皮肤1.5~3厘米处施灸，以被施灸者感到施灸处温热、舒适为度。每日1次，每次灸5~10分钟。

[功效] 滋阴熄风。

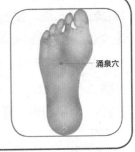
涌泉穴

小贴士

口腔溃疡的饮食原则：

1. 多喝开水，尽可能避免刺激；避免过多食用酸、碱、辣或烤炸的食物。

2. 饮食要软、易消化，重者可给予半流质饮食。

3. 多吃新鲜清淡菜肴，多食含锌食物，比如动物肝脏、瘦肉、蛋类、花生、核桃等；多吃富含维生素B_1、维生素B_2、维生素C的食物，有利于溃疡愈合。

4. 忌食膏粱厚味之物；忌食辛辣、香燥、温热、动火食物，如葱、姜、韭、蒜、辣椒、牛羊、狗肉；忌用烟、酒、咖啡及刺激性饮料。

便秘 〇

便秘是指大便经常秘结不通，或有便意而排便困难的一种病证。其常见的症状是排便次数明显减少，每2~3天或更长时间一次，无规律，粪质干燥。古称"脾约""大便难"。

正常排便是直肠黏膜受粪便充盈扩张的机械刺激，产生冲动，经神经反射使直肠收缩，肛门括约肌松弛，腹肌收缩，而将粪便排出肛门。因此，排便过程的任何环节产生障碍均可发生便秘。

中医认为，便秘主要由燥热内结、气机郁滞、津液不足和脾肾虚寒所引起。老年体衰、气血两虚；脾胃内伤、饮水量少，化源不足，使肠道干槁，致使便行艰涩。

 施灸穴位 ■ ■ ■

 天枢穴 [**取穴**] 位于肚脐左右旁开2寸(三横指宽)处，左右各有一穴。

[**施灸**] 温和灸。被施灸者仰卧，施灸者手执点燃的艾条对准穴位，距皮肤1.5~3厘米处施灸，以被施灸者感到施灸处温热、舒适为度。每日1次，每次灸10~20分钟，一般10天为一个疗程。

[**功效**] 调中和胃，理气健脾。

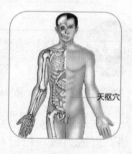

天枢穴

大肠俞 [**取穴**] 大肠俞位于第四腰椎棘突下旁开1.5寸(二横指宽)处，左右各有一穴。

[**施灸**] 温和灸。被施灸者仰卧，施灸者手执点燃的艾条对准穴位，距皮肤1.5~3厘米处施灸，以被施灸者感到施灸处温热为度。每日1次，每次灸10~20分钟，一般10天为一个疗程。

[**功效**] 疏调肠胃，理气化滞。

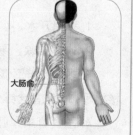

大肠俞

支沟穴

[取穴] 支沟穴位于前臂正中央的外侧(手背面)，离腕横纹约3寸(四横指宽)处，与间使穴相对，左右臂各有一穴。

[施灸] 温和灸。施灸时取坐位，施灸者手执点燃的艾条对准穴位，距皮肤1.5~3厘米处施灸，以被施灸者感到施灸处温热、舒适为度。每日1次，每次灸10~20分钟，一般10天为一个疗程。

[功效] 清热理气、降逆通便。

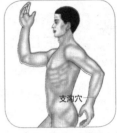

 足三里

[取穴] 足三里位于外膝眼下3寸(约四横指宽)胫骨前肌上，左右脚各有一穴。

[施灸] 取坐位，施灸者手执点燃的艾条对准穴位，距皮肤1.5~3厘米处施灸，以被施灸者感到施灸处温热、舒适为度。每日1次，每次灸3~15分钟。

[功效] 调理肠胃，宽肠通便。

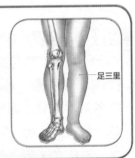

--- **小贴士** ---

预防便秘的措施：

1.饮食中必须有适量的纤维素。

2.每天要吃一定量的蔬菜与水果。早晚空腹吃苹果一个或每餐前吃香蕉1~3个。

3.主食不要过于精细，要适当吃些粗粮。

4.晨起空腹饮一杯淡盐水或蜂蜜水，配合腹部按摩或转腰，让水在肠胃振动，加强通便作用。全天都应多饮凉开水，以助润肠通便。

5.进行适当的体力活动，加强体育锻炼。

6.每晚睡前按摩腹部，养成定时排便的习惯。

7.保持心情舒畅，生活要有规律。

腹痛

腹痛是指由于各种原因引起的腹腔内外脏器的病变，其表现为腹部的疼痛。腹痛可分为急性与慢性两类，病因极为复杂，包括炎症、肿瘤、出血、梗阻、穿孔、创伤及功能障碍等。

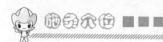 艾灸穴位 ■■■

 中脘穴

[取穴] 中脘穴位于上腹部，前正中线上，在肚脐正上方4寸(六横指宽)处。

[施灸] 回旋灸。被施灸者仰卧，施灸者手执点燃的艾条对准穴位，距皮肤1.5～3厘米处反复旋转施灸，以被施灸者感到舒适为宜。每日1～2次，每次灸10～15分钟。

[功效] 和胃健脾。

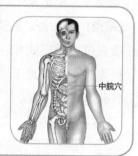

中脘穴

 天枢穴

[取穴] 天枢穴位于肚脐左右旁开2寸(三横指宽)处，左右各有一穴。

[施灸] 温和灸。被施灸者取仰卧位，施灸者手执点燃的艾条对准穴位，距皮肤1.5～3厘米处施灸，以被施灸者感到施灸处温热、舒适为度。每日1次，每次灸10～20分钟，一般10天为一个疗程。

[功效] 调中和胃，理气健脾。

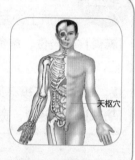

天枢穴

足三里

[取穴] 足三里穴位于外膝眼下3寸(四横指宽)、胫骨前肌上，左右脚各有一穴。

[施灸] 温和灸。施灸时取坐位，施灸者手执点燃的艾条对准穴位，距皮肤1.5～3厘米处施灸，以被施灸者感到施灸处温热、舒适为度。每日1次，每次灸3～15分钟。

[功效] 调理脾胃，补中益气。

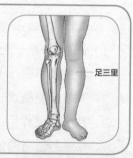

足三里

小贴士

腹痛的预防及护理：

1.饭后勿急跑或做其他剧烈活动，勿暴饮暴食。

2.腹痛患者当注意休息，保持心情舒畅，可少食多餐，忌食一切油腻坚硬之物。

3.老年人饮食要有所节制，少进食含脂肪量高的食物以防血栓形成。

4.平时多参加体育锻炼，增加血管弹性，促进血液循环，避免血管发生栓塞。

慢性腹泻 ○

　　慢性腹泻是消化系统疾病的一种常见症状，是由于胃肠道分泌、消化吸收及运动功能障碍，导便粪便稀薄、次数增加、病程超过两个月者，称为慢性腹泻。

　　中医认为，腹泻是因各种原因导致脾胃运化失常，或元气不足、脾肾虚衰所致。

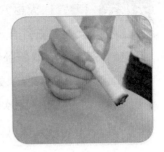

 抽丝穴位 ■■■

 神阙穴

　　[取穴] 神阙穴位于肚脐的正中。

　　[施灸] 回旋灸。被施灸者仰卧，施灸者手执点燃的艾条对准穴位，距皮肤3厘米处反复旋转施灸，以被施灸者感到舒适为宜。每日1～2次，每次灸10～15分钟。

　　[功效] 固本培元，回阳救逆。

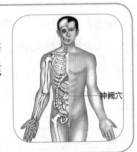

神阙穴

中脘穴

　　[取穴] 中脘穴位于上腹部前正中线上，在肚脐正上方4寸(六横指宽)处。

　　[施灸] 回旋灸。被施灸者仰卧，施灸者手执点燃的艾条对准穴位，距皮肤1.5～3厘米处反复旋转施灸，以被施灸者感到舒适为宜。每日1～2次，每次灸10～15分钟。

　　[功效] 和胃健脾。

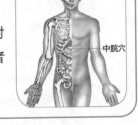

中脘穴

 足三里

　　[取穴] 足三里穴位于外膝眼下3寸(四横指宽)，胫骨前肌上，左右脚各有一穴。

　　[施灸] 温和灸。取坐位，施灸者手执点燃的艾条对准穴位，距皮肤1.5～3厘米处施灸，以被施灸者感到施灸处温热、舒适为度。每日1次，每次灸3～15分钟。

　　[功效] 调理脾胃，补中益气。

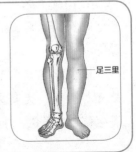

足三里

天枢穴 [取穴] 天枢穴位于肚脐左右旁开2寸(三横指宽)处，左右各有一穴。

[施灸] 被施灸者取俯卧位，施灸者手执点燃的艾条对准穴位，距皮肤1.5～3厘米处施灸，以被施灸者感到施灸处温热适度。每日1次，每次灸10～20分钟。

[功效] 调中和胃，理气健脾。

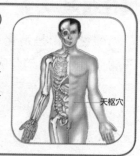

 合谷穴 [取穴] 合谷穴位于手背虎口，在第一掌骨与第二掌骨间的凹陷处，左右手各有一穴。

[施灸] 温和灸。施灸者手执点燃的艾条对准穴位，距皮肤1.5～3厘米处施灸，以被施灸者感到施灸处温热、舒适为度。每日1次，每次灸10～20分钟，一般每周灸3～4次。

[功效] 镇静安神，通络活血，调气镇痛。

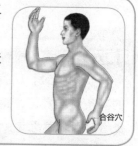

小贴士

慢性腹泻患者的饮食原则：

1.注意饮食卫生，不吃变质食物，不暴饮暴食，不贪食油腻生冷。

2.生活规律，避免疲劳，受凉，尤其腹部保暖。

3.心情舒畅，乐观豁达。

4.适当活动锻炼，增强体质。

5.选择一些健脾止泻的食物，如芡仁、山药、大枣、莲肉（去芯）、栗子、芡实、扁豆、茶叶、大蒜、食醋等。

6.少吃容易引起腹泻的食物，如蜂蜜、香蕉、无花果、芝麻、麻油、花生仁、瓜子仁、核桃肉等。

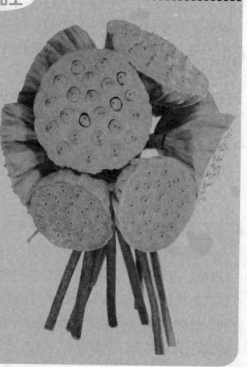

慢性胃炎 ○━━━━━━━━━━━

　　慢性胃炎是指因不同病因引起的慢性胃黏膜炎性病变或萎缩性病变。其病理变化多局限于黏膜层。病程缓慢，反复发作而难愈。

　　胃体胃炎可能与免疫关系比较密切，而胃窦胃炎则与吸烟、饮酒等外来刺激或胆汁反流等关系较大。本病属中医"胃脘痛"范畴。脾阳不足，或贪食生冷，致阴寒内盛；情志不畅，郁怒不畅，郁怒伤肝，肝气或肝火犯胃；嗜食辛辣或肝火耗伤胃阴；肝郁气滞，日久使血行不畅，淤停于胃而发病。

 施灸穴位 ■■■

中脘穴

[取穴] 中脘穴位于上腹部，前正中线上，在肚脐正上方4寸（六横指宽）处。

[施灸] 回旋灸。被施灸者仰卧，施灸者手执点燃的艾条对准穴位，距皮肤1.5～3厘米处施灸反复旋转施灸，以被施灸者感到舒适为宜。每日1次，每次灸10～15分钟。

[功效] 和胃健脾。

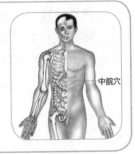

中脘穴

胃俞穴

[取穴] 胃俞穴位于背部，当第十二胸椎棘突下，旁开1.5寸，左右各有一穴。

[施灸] 施灸时，被施灸者俯卧，施灸者手执点燃的艾条对准穴位，距皮肤1.5～3厘米处施灸，灸至皮肤产生红晕为止。每日1次，每次灸10～15分钟。

[功效] 健脾和胃，理气降逆。

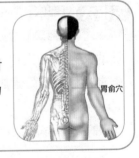

胃俞穴

足三里

[取穴] 足三里穴在外膝眼下3寸（约四横指宽）的胫骨前肌上，左右脚各有一穴。

[施灸] 取坐位，施灸者手执点燃的艾炷对准穴位，距皮肤1.5～3厘米处施灸，以被施灸者感到施灸处温热、舒适为度，灸至皮肤产生红晕为止。每日1次，每次灸10～15分钟。

[功效] 调理脾胃，补中益气。

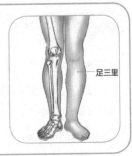

足三里

小贴士

慢性胃炎患者的饮食注意：

1.宜慢，细嚼慢咽可以减少粗糙食物对胃黏膜的刺激；

2.宜节，饮食应有节律，切忌暴饮暴食及食无定时；

3.宜洁，注意饮食卫生，杜绝外界微生物对胃黏膜的侵害；

4.宜细，尽量做到进食较精细易消化、富有营养的食物；

5.宜清淡，少食肥、甘、厚、腻、辛辣等食物，少饮酒及浓茶。

急性胃肠炎

急性肠胃炎是胃肠黏膜的急性炎症，临床表现主要为恶心、呕吐、腹痛、腹泻、发热等。本病常见于夏秋季，其发生多由于饮食不当，暴饮暴食；或食入生冷腐馊、秽浊不洁的食品。

中医根据病因和体质的差别，将胃肠炎分为湿热、寒湿和积滞等不同类型。

 神奇穴位 ■ ■ ■

天枢穴

[取穴] 脐中旁开2寸，左右各有一穴。

[施灸] 施灸时，被施灸者仰卧，施灸者手执点燃的艾条对准穴位，距皮肤1.5～3厘米处施灸，以被施灸者感到施灸处温热、舒适为度。每日1～2次，每次灸10～15分钟。

[功效] 疏调肠腑，理气行滞。

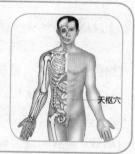
天枢穴

内关穴

[取穴] 内关穴位于手臂内侧，腕关节横纹中央上2寸处，左右臂各有一穴。

[施灸] 施灸时，取坐位，施灸者手执点燃的艾条对准穴位，距皮肤1.5～3厘米处施灸，以被施灸者感到施灸处温热、舒适为度。每日1～2次，每次灸10～15分钟。

[功效] 益气安神。

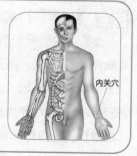
内关穴

上巨虚 **[取穴]** 上巨虚位于小腿前外侧，膝下6寸距胫骨前缘一横指宽处，左右腿各有一穴。

[施灸] 施灸时，取坐位，施灸者手执点燃的艾条对准穴位，距皮肤1.5～3厘米处施灸，以被施灸者感到施灸处温热、舒适为度。每日1～2次，每次灸10～15分钟。

[功效] 调和肠胃，通经活络。

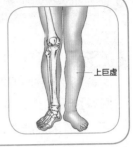

 下巨虚 **[取穴]** 下巨虚位于在小腿前外侧，当犊鼻下9寸，距胫骨前缘一横指（中指）。

[施灸] 施灸时，取坐位，施灸者手执点燃的艾条对准穴位，距皮肤1.5～3厘米处施灸，以被施灸者感到施灸处温热、舒适为度。每日1～2次，每次灸10～15分钟。

[功效] 调理肠胃，安神安志。

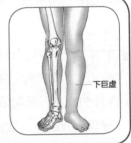

小贴士

患者日常生活注意事项：

1.急性胃肠炎患者应卧床休息，注意保暖；

2.急性期患者常有呕吐、腹泻等症状，失水较多，因此需补充液体，可供给鲜果汁、藕粉、米汤、蛋汤等流质食物，酌情多饮开水、淡盐水；

3.为避免胃肠道发酵、胀气，急性期应忌食牛肉等易产气食物，并尽量减少蔗糖的摄入，应注意饮食卫生；

4.忌食高脂肪的油煎、炸及熏、腊的鱼肉，含纤维素较多的蔬菜、水果，刺激性强的饮料、食物和调味品等。

呕吐

呕吐是指将胃内容物和部分小肠内容物通过食管流出口腔的一种反射性动作。可分为三个阶段：即恶心、干呕和呕吐，但有呕吐可无恶心或干呕的先兆。呕吐可将咽入胃内的有害物质吐出，是机体的一种防御反射，有一定的保护作用，但大多数并非由此引起，且频繁而剧烈的呕吐可引起脱水、电解质紊乱等并发症。

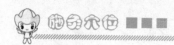

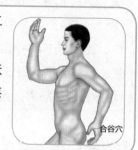

合谷穴

[**取穴**] 合谷穴位于手背虎口，在第一掌骨与第二掌骨间的凹陷处，左右手各有一穴。

[**施灸**] 温和灸。施灸者手执点燃的艾条对准穴位，距皮肤1.5～3厘米处施灸，以被施灸者感到施灸处温热为度。每日2～3次，每次灸10～20分钟。

[**功效**] 祛风散寒，解表清肺。

巨阙穴

[**取穴**] 巨阙穴位于上腹部，身体前正中线上，脐上6寸(八横指宽)处。取穴时，采用仰卧姿势，在胸骨下端与左右肋弓连线的交点，再向下二横指宽处，就是巨阙穴。

[**施灸**] 回旋灸。被施灸者取仰卧位，施灸者手执以点燃的艾条对准穴位，距皮肤1.5～3厘米处反复旋转施灸，灸至皮肤产生红晕为止。每日2～3次，每次灸10～20分钟。

[**功效**] 安神宁心，宽胸止痛。

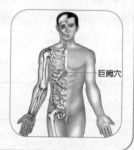

内关穴

[**取穴**] 内关穴位于手臂的内侧中间，腕关节横纹上2寸(约三横指宽)处，左右手各有一穴。

[**施灸**] 温和灸。取坐位，施灸者手执点燃的艾条对准穴位，距皮肤1.5～3厘米处施灸，以被施灸者感到施灸处温热、舒适为度。每日2～3次，每次灸10～20分钟。

[**功效**] 宁心安神，理气止痛，和胃降逆。

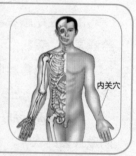

足三里

[**取穴**] 足三里穴位于外膝眼下3寸(四横指宽)，胫骨前肌上，左右脚各有一穴。

[**施灸**] 温和灸。取坐位，施灸者手执点燃的艾条对准穴位，距皮肤1.5～3厘米处施灸，以被施灸者感到施灸处温热、舒适为度。每日2～3次，每次灸10～20分钟。

[**功效**] 调理脾胃，补中益气，通经活络，疏风化湿，扶正祛邪。

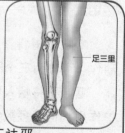

中脘穴

[取穴] 中脘穴位于上腹部，前正中线上，在肚脐正上方4寸(六横指宽)处。

[施灸] 温和灸。被施灸者仰卧，施灸者手执点燃的艾条对准穴位，距皮肤3厘米处施灸，以被施灸者感到施灸处温热、舒适为度。每日2～3次，每次灸10～20分钟。

[功效] 健脾和胃，补中安神。

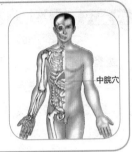

中脘穴

小贴士

恶心、呕吐的食疗方：

1.萝卜1个。将萝卜洗净，切成碎块，捣烂，榨汁，隔水炖熟。每次15毫升，每日数次。

2.莱菔子50克。将莱菔子炒熟，碾碎成细末。每次服5克。温开水冲服，一日两次，连服5日。

3.山楂100克，白糖25克。将山楂洗净去核，切碎，浓煎成汁，兑入白糖搅拌均匀。每次50毫升，一日3次，连服3日。

呃逆

呃逆，民间俗称"打嗝儿"，是膈肌和肋间肌等辅助呼吸肌的痉挛，伴吸气期门突然闭锁，空气迅速流入气管内，发出特异性声音。一般来说，健康人发生的呃逆，多与饮食有关，特别是饮食过快、过饱，摄入很热或很冷的食物或饮料，饮酒，饮碳酸饮料等，外界温度的变化和过度吸烟也会引起呃逆。

中脘穴

[取穴] 中脘穴位于上腹部，前正中线上，在肚脐正上方4寸(六横指宽)处。

[施灸] 回旋灸。被施灸者仰卧，施灸者手执点燃的艾条对准穴位，距皮肤1.5～3厘米处反复旋转施灸，以被施灸者感到舒适为宜。每日1～2次，每次灸10～15分钟。

[功效] 和胃健脾。

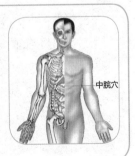

中脘穴

内关穴

[取穴] 内关穴位于手臂的内侧，腕关节横纹中央上2寸处，左右手各有一穴。

[施灸] 取坐位，施灸者手执点燃的艾条对准穴位，距皮肤1.5～3厘米处施灸，以被施久者感到施灸处温热为度。每日2～3次，每次灸10～20分钟。

[功效] 宁心安神，理气止痛，和胃降逆。

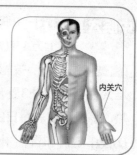

 膈俞穴

[取穴] 膈俞穴位于身体背部第七胸椎棘突下旁开1.5寸（二横指宽）处，左右各有一穴。

[施灸] 回旋灸。施灸时被施灸者俯卧，施灸者手执点燃的艾条对准穴位，距皮肤1.5～3厘米处施灸反复旋转施灸，以被施灸者感到施灸处温热、舒适为度。每日1～2次，每次灸20分钟。

[功效] 宽胸降逆。

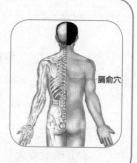

 足三里

[取穴] 足三里穴位于外膝眼下3寸（四横指宽），胫骨前肌上，左右脚各有一穴。

[施灸] 施灸者手执点燃的艾条对准穴位，距皮肤1.5～3厘米处施灸，被施灸者感到施灸处舒适为度。每日1次，每次灸10～20分钟。

[功效] 镇静安神，通络活血，调气镇痛。

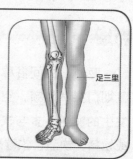

小贴士

呃逆的家庭紧急处理：

1.尽量屏气，多屏几次，一次15～25秒即可，屏上3～5次即可见效。

2.让打嗝者饮少量水，尤其要在打嗝的同时咽下。

3.婴儿打嗝时，可将婴儿抱起，用指尖在婴儿的嘴边或耳边轻轻搔痒，一般至婴儿发出笑声，打嗝即可停止。

4.如打嗝难以止往，倘无特殊不适，也可听其自然，一般过会儿就会停止。

眩晕

眩晕是包括视觉、本体觉、前庭功能障碍所致的一组症候。一般认为眩晕是人的空间定位障碍所致的一种主观错觉，对自身周围的环境、自身位置的判断发生错觉。一般来说，头晕、头昏相对较轻，而眩晕则较重。眩晕包括摇晃感、漂浮感、升降感。

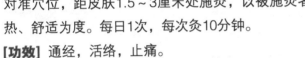

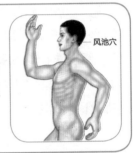

风池穴

[取穴] 风池穴位于颈后两侧枕骨下方的凹陷处，左右各有一穴。

[施灸] 施灸时，被施灸者取坐位，施灸者手执点燃的艾条对准穴位，距皮肤1.5～3厘米处施灸，以被施灸者感到温热、舒适为度。每日1次，每次灸10分钟。

[功效] 通经，活络，止痛。

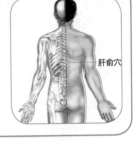

肝俞穴

[取穴] 肝俞穴位于背部，在第九胸椎棘突下旁开1.5寸（二横指宽）处，左右各有一次。

[施灸] 施灸时，被施灸者取俯卧位，施灸者手执点燃的艾条对准穴位，距皮肤1.5～3厘米处施灸，以被施灸者感到施灸处温热、舒适为度。每日1次，每次灸15～30分钟。

[功效] 疏肝利胆，安神明目。

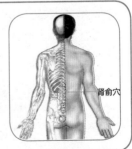

肾俞穴

[取穴] 肾俞穴位于背部的中点，第二腰椎棘突下旁开二横指处。左右各有一穴。

[施灸] 温和灸。施灸时被施灸者俯卧，施灸者手执点燃的艾条对准穴位，距皮肤1.5～3厘米处施灸。以被施灸者感到施灸处舒适为宜。每日1次，每次灸15～30分钟。

[功效] 益肾助阳，纳气利水。

侠溪穴

[取穴] 侠溪穴位于在足背外侧，当第四、五趾间，趾蹼缘后方赤白肉际处。

[施灸] 施灸时，取坐位，施灸者手执点燃的艾条对准穴位，距皮肤1.5～3厘米处施灸，灸至皮肤产生红晕为止。每日1次，每次灸10～15分钟，7次为一个疗程。

[功效] 清热通经。

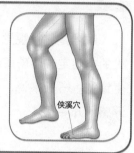

行间穴

[取穴] 行间穴位于手脚背一、二趾间，趾蹼缘的后方赤白肉际处，左右脚各有一穴。

[施灸] 施灸时，取坐位，施灸者手执点燃的艾条对准穴位，距皮肤1.5～3厘米处施灸，灸至皮肤产生红晕为止。每日1次，每次灸10～15分钟，7次为一个疗程。

[功效] 清肝泄热。

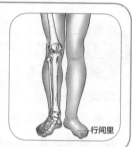

太冲穴

[取穴] 太冲穴位于手脚背面，第一、二脚趾根部结合处后方的凹陷处，左右脚各一穴。

[施灸] 施灸时，取坐位，施灸者手执点燃的艾条对准穴位，距皮肤1.5～3厘米处施灸，灸至皮肤产生红晕为止。每日1次，每次灸10～15分钟，7次为一个疗程。

[功效] 燥湿行气。

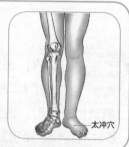

小贴士

眩晕患者忌食：

1.蜂蜜，性平，味甘，虽有补中益气的作用，但有黏腻壅滞之弊。痰浊中阻眩晕之人忌食之；

2.大枣，性温、味甘，能补气益血。对痰浊中阻眩晕者，食之则加重痰湿，故当忌之；

3.辣椒，辣椒对肝阳上亢，肝炎过旺，包括高血压病的眩晕者，应忌食之；

4.荔枝，荔枝对肝火眩晕和痰浊眩晕之人，当忌食；

5.芥菜，芥菜对肝火内炽，肝阳上亢眩晕者忌食。

心悸 ○

　　心悸是一个常见症状。患者自觉心跳或心慌，伴有心前区不适感，当心率缓慢时常感到心脏搏动强烈，心率加快时可感到心脏跳动，甚至可感到心前区振动。当心率过快、过慢，或心律不齐，致心搏量不正常时，都可引起心悸。

　　心悸常与患者的精神因素有关，神经过敏者，一般的心率突然加快或偶发的期前收缩可感到心悸。

 施灸穴位 ■■■

[取穴] 心俞穴位于背部肩胛骨内侧，第五胸椎棘突下旁开1.5寸(二横指宽)处，左右各有一穴。

[施灸] 回旋灸。施灸时被施灸者俯卧，施灸者手执点燃的艾条对准穴位，距皮肤约3厘米处反复旋转施灸，以被施灸者感到施灸处舒适为宜。每日1次，每次灸3～15分钟。

[功效] 宽胸理气，宁心安神。

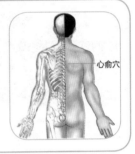

心俞穴

[取穴] 巨阙穴位于上腹部前正中线脐上6寸处。

[施灸] 回旋灸。施灸时被施灸者取仰卧位，施灸者手执点燃的艾条对准穴位，距皮肤约3厘米处反复旋转施灸，以被施灸者感到施灸处舒适为宜。每日1次，每次灸10～20分钟。

[功效] 安神宁心，宽胸止痛。

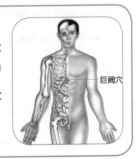

巨阙穴

[取穴] 内关穴位于手臂内侧，腕关节横纹中央上2寸处，左右臂各有一穴。

[施灸] 施灸时，取坐位，施灸者手执点燃的艾条对准穴位，距皮肤1.5～3厘米处施灸，以被施灸者感到施灸处舒适为宜。每日1次，每次灸3～15分钟。

[功效] 养心安神，理气宁心。

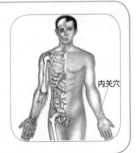

内关穴

神门穴

[取穴] 神门穴位于腕横纹尺侧凹陷处，左右臂各有一穴。

[施灸] 施灸者手执点燃的艾条对准穴位，距皮肤1.5～3厘米处施灸，以被施灸者感到施灸处舒适为宜。每日1次，每次灸3～15分钟。

[功效] 宁心安神，通经活络。

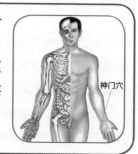

神门穴

小贴士

食疗小验方：

1. 五味子汤，取五味子20克，炙甘草30克，水煎服，适用于心悸患者；

2. 龙眼红枣粥，取糯米、龙眼肉各50克，红枣10枚，加水共煨粥，日服两次，连服10天，适用于心神不交型患者；

3. 杞叶叶炒猪心，取猪心一个切丁，枸杞叶100克，人参叶100克，用花生油按常法炒熟佐餐，适用于气血两虚型患者。

心绞痛

心绞痛是冠状动脉供血不足，心肌急剧的、暂时缺血与缺氧所引起的以发作性胸痛或胸部不适为主要表现的临床综合征。其特点为阵发性的前胸压榨性疼痛感觉，可伴有其他症状，疼痛主要位于胸骨后部，可放射至心前区与左上肢，常发生于劳动或情绪激动时，每次发作3～5分钟，可数日一次或一日数次，休息或用硝酸酯制剂后消失。

本病多见于男性，多数病人在40岁以上，劳累、情绪激动、饱食、受寒、阴雨天气、急性循环衰竭等为常见的诱因。

 施灸穴位 ■ ■ ■ ■

心俞穴

[取穴] 心俞穴位于背部肩胛骨内侧，第五胸椎棘突下旁开1.5寸(二横指宽)处，左右各有一穴。

[施灸] 被施灸者俯卧，施灸者手执点燃的艾条对准穴位，距皮肤1.5～3厘米处施灸，以被施灸者感到施灸处温热、舒适为度。每日1次，每次灸10～20分钟。

[功效] 宽胸理气，宁心安神。

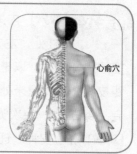

心俞穴

内关穴

[**取穴**] 内关穴位于手臂的内侧，腕关节横纹中上2寸(约三横指宽)处，左右臂各有一穴。

[**施灸**] 取坐位，施灸者手执点燃的艾条对准穴位，距皮肤1.5~3厘米处施灸，以被施灸者感到施灸处温热、舒适为度。每日1次，每次灸10~20分钟。

[**功效**] 宁心安神，理气止痛。

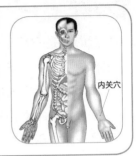

内关穴

厥阴俞

[**取穴**] 厥阴俞穴位于第四胸椎棘突下旁开1.5寸(二横指宽)处，左右各有一穴。

[**施灸**] 温和灸。被施灸者取俯卧位，施灸者手执点燃的艾条对准穴位，距皮肤1.5~3厘米处施灸，以被施灸者感到施灸处温热、舒适为度。每日1次，每次灸10~20分钟。

[**功效**] 调气止痛。

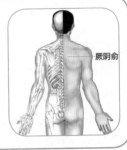

厥阴俞

膻中穴

[**取穴**] 膻中穴位于胸部正中线上，两乳头连线与胸骨连线的交点处。

[**施灸**] 温和灸。被施灸者仰卧，施灸者手执点燃的艾条对准穴位，距皮肤1.5~3厘米处施灸，以被施灸者感到施灸处温热、舒适为度。每日灸1次，每次灸10~20分钟。

[**功效**] 宽胸理气，舒畅心胸。

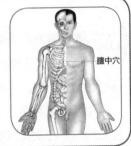

膻中穴

小贴士

1.心绞痛患者少吃盐，每天盐的摄入量控制在6克以下；

2.控制脂肪的摄入；减少食用植物油的摄入。每日的总用油量应限制在5~8茶匙；多吃富含维生素和膳食纤维以及有利改善血管的食物；

3.避免食用动物内脏；

4.尽量避免吃刺激性食物和胀气食物，如浓茶、咖啡、辣椒、咖啡等；

5.注意少食多餐，切忌暴饮暴食，晚餐也不易吃的过饱；

6.戒烟、戒酒。

冠心病 〇

　　冠心病是冠状动脉性心脏病的简称，常因冠状动脉血液供应不足或冠状动脉粥样硬化产生管狭窄或闭塞，导致心肌低氧而引起，是临床上常见的心血管疾病，发病以中老年人居多。

　　中医认为年老体衰、情志、饮食、劳动等因素与本病的发生有关、属胸痹、真心痛、厥心痛范畴。

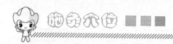

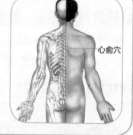

心俞穴　[取穴] 心俞穴位于背部肩胛骨内侧，第五胸椎棘突下旁开1.5寸(二横指宽)处，左右各有一穴。

[施灸] 温和灸。被施灸者俯卧，施灸者手执点燃的艾条对准穴位，距皮肤1.5～3厘米处施灸，以被施灸者感到施灸处温热、舒适为度。每日1次，每次灸10～15分钟。

[功效] 宽胸理气，宁心安神。

内关穴　[取穴] 内关穴位于手臂的内侧，腕关节横纹中上2寸(约三横指宽)处，左右臂各有一穴。

[施灸] 取坐位，施灸者手执点燃的艾条对准穴位，距皮肤1.5～3厘米处施灸，以被施灸者感到施灸处温热、舒适为度。每日2～3次，每次灸10～20分钟。

[功效] 宁心安神，理气止痛。

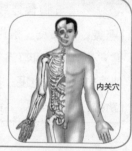

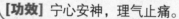

膻中穴　[取穴] 膻中穴位于胸部正中线上，两乳头连线与胸骨连线的交点处。

[施灸] 回旋灸。施灸时，被施灸者仰卧，施灸者手执点燃的艾条对准穴位，距皮肤约3厘米处，反复旋转施灸，以被施灸者感到施灸处温热、舒适为度。每日1次，每次灸3～7分钟。

[功效] 宽胸理气，舒畅心胸。

厥阴俞

[取穴] 厥阴俞穴位于第四胸椎棘突下旁开1.5寸(二横指宽)处，左右各有一穴。

[施灸] 温和灸。被施灸者取俯卧位，施灸者手执点燃的艾条对准穴位，距皮肤1.5~3厘米处施灸，以被施灸者感到施灸处温热、舒适为度。每日1次，每次灸10~20分钟。

[功效] 调气止痛，宽胸理气。

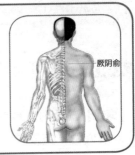

厥阴俞

中脘穴

[取穴] 中脘穴位于上腹部，前正中线上，在肚脐正上方4寸(六横指宽)处。

[施灸] 回旋灸。被施灸者平卧，施灸者手执点燃的艾条对准穴位，距皮肤约3厘米处施灸，反复旋转施灸。以被施灸者感到施灸处舒适为宜。每日灸2~3次，每次灸10~20分钟。

[功效] 健脾和胃，补中安神。

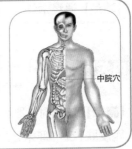

中脘穴

小贴士

冠心病患者要强心理的自我调理：

1.冠心病患者往往脾气急躁，故易生气和得罪别人。必须经常提醒自己遇事要心平气和，增加耐性。

2.要宽以待人，保持人际间的融洽；遇事要想得开，放得下。

3.掌握一套身体锻炼和心理调节的方法。

脑出血

脑出血，又称脑溢血，它起病急骤、病情凶险、死亡率非常高，是急性脑血管病中最严重的一种，为目前中老年人致死性疾病之一。

脑出血是因血压突然升高，致使脑内微出血管破裂而引起的出血。在出血灶的部位，血液能直接压迫脑组织，使期周围发生脑水肿，重则继发脑移位、脑疝等。脑出血典型的表现有一侧的肢体突然麻木、无力或瘫痪，病人会在毫无防备的情况下跌倒，或手中的物品突然掉地；同时，病人还会口角歪斜、流口水、语言含糊不清或失语，有的还有头痛、呕吐、视觉模糊、意识障碍、大小便失禁等现象。

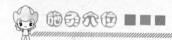

 人中穴

[取穴] 人中穴位于上嘴唇沟的上1/3与下1/3交界处。

[施灸] 施灸时，被施灸者取坐位，施灸者手执点燃的艾条对准穴位，距皮肤1.5～3厘米处施灸，灸至皮肤产生红晕为止，每日1次，每次灸10～15分钟。

[功效] 通经活络。

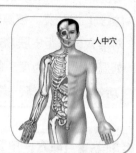

 内关穴

[取穴] 内关穴位于手臂内侧，腕关节横纹中央上2寸处，左右臂各有一穴。

[施灸] 施灸时，取坐位，施灸者手执点燃的艾条对准穴位，距皮肤1.5～3厘米处施灸，以被施灸者感到施灸处温热、舒适为度。每日1次，每次灸10～15分钟。

[功效] 益气安神。

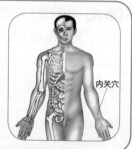

 劳宫穴

[取穴] 劳宫穴位于在手掌心，当第二、三掌骨之间偏于第三掌骨，握拳屈指时中指尖处。

[施灸] 施灸时，取坐位，施灸者手执点燃的艾条对准穴位，距皮肤1.5～3厘米处施灸，以被施灸者感到施灸处温热、舒适为度。每日1次，每次灸10～15分钟。

[功效] 清心火，安心神。

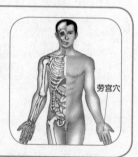

 足三里

[取穴] 足三里穴在外膝眼下3寸（约四横指宽）的胫骨前肌上，左右脚各有一穴。

[施灸] 取坐位，施灸者手执点燃的艾条对准穴位，距皮肤1.5～3厘米处施灸，以被施灸者感到施灸处温热、舒适为度，灸至皮肤产生红晕为止。每日1次，每次灸5～15分钟。

[功效] 有调节机体免疫力，增强抗病能力。

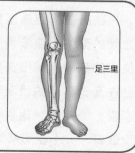

丰隆穴

[取穴] 丰隆穴位于外踝尖上8寸，条口穴外1寸，胫骨前嵴外二横指处。

[施灸] 施灸时，取坐位，施灸者手执点燃的艾条对准穴位，距皮肤1.5~3厘米处施灸，以被施灸者感到施灸处温热、舒适为度。隔日1次，每次灸10~15分钟。

[功效] 健脾化湿，沉降胃浊。

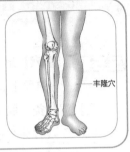

 太冲穴

[取穴] 太冲穴位于手脚背面，第一、二脚趾根部结合处后方的凹陷处，左右脚各有一穴。

[施灸] 回旋灸。施灸时，取坐位，施灸者手执点燃的艾条对准穴位，距皮肤1.5~3厘米处反复旋转施灸，以被施灸者感到施灸处温热、舒适为度。每日1次，每次灸10~15分钟。

[功效] 燥湿生风，回阳救逆。

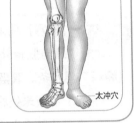

小贴士

脑出血病人康复期无吞咽困难，宜以清淡、少油腻、易消化的柔软平衡膳食为主。

1.应限制动物脂肪，如猪油、牛油、奶油等，以及含胆固醇较高的食物。

2.饮食中应有适当蛋白质，常吃些蛋清、瘦肉、鱼类和各种豆类及豆制品，以供给身体所需要的氨基酸。

3.要多吃新鲜蔬菜和水果，因其中富含维生素C和钾、镁等。

4.每日食盐在6克以下为宜。

5.忌用兴奋神经系统的食物，如酒、浓茶、咖啡及刺激性强的调味品。

高血压

高血压是指在静息状态下动脉收缩压或舒张压增高（大于等于140/90毫米汞柱），常伴有脂肪和糖代谢紊乱以及心、脑、肾和视网膜等器官功能性或器官功能性改变，以器官重塑为特征的全身性疾病，属于中医"眩晕、头痛"的范畴，无论男女均可发病，以中老年人发病居多。

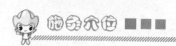

 足三里

[取穴] 足三里穴位于外膝眼下3寸(四横指宽)、胫骨前肌上，左右腿各有一穴。

[施灸] 温和灸。取坐位，施灸者手执点燃的艾条对准穴位，距皮肤1.5～3厘米处施灸，以被施灸者感到施灸处温热、舒适为度，灸至皮肤产生红晕为止。每日1次，每次灸5～15分钟。

[功效] 补中益气，扶正祛邪。

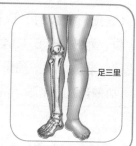
足三里

 曲池穴

[取穴] 曲池穴位于肘横纹外侧端，屈肘时，在尺泽与肱骨外上髁连线中点，左右臂各有一穴。

[施灸] 温和灸。取坐位，施灸者手执点燃的艾条对准穴位，距皮肤1.5～3厘米处施灸，以被施灸者感到施灸处温热、舒适为度，灸至皮肤产生红晕为止。每日1次，每次灸3～7分钟。

[功效] 疏风清热，清热去火。

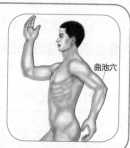
曲池穴

 悬钟穴

[取穴] 悬钟穴位于外踝尖上3寸(四横指宽)，腓骨前缘处，左右腿各有一穴。

[施灸] 取坐位，施灸者手执点燃的艾条对准穴位，距皮肤1.5～3厘米处施灸，灸至皮肤产生红晕为止。每日1次，每次灸3～5分钟。

[功效] 调和气血。

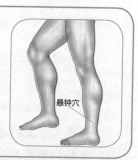
悬钟穴

小贴士

高血压患者的注意事项：

1.忌自行加大药物剂量或采用其他方法降低血压。

2.心情舒畅，戒怒、戒躁，做到心平气和。

3.饮食宜清淡，少食一些高脂肪、高胆固醇的食品。

4.少食盐，每日最好不超过5克。

5.忌烟酒、咖啡、浓茶等。

高血脂 ○

　　高血脂又称高脂血症，是脂肪代谢或运转异常使血浆中一种或多种脂质高于正常的疾病。此病是造成脑卒中、冠心病、心肌梗死、心脏猝死等疾病的危险因素，也是促发高血压、糖耐量异常、糖尿病的一个重要因素。

　　此病的表现特征多为头晕、神疲乏力、失眠健忘、肢体麻木、胸闷、心悸等。

 施灸穴位 ■ ■ ■

 神阙穴

[取穴] 神阙穴位于肚脐的正中。

[施灸] 温和灸。被施灸者取坐位，施灸者手执点燃的艾条对准穴位，距皮肤1.5～3厘米处施灸，以被施灸者感到施灸处温热、舒适为度。每日1次，每次灸10～20分钟。

[功效] 平和阴阳，调理气血。

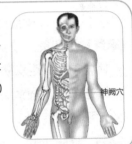

神阙穴

足三里

[取穴] 足三里穴位于外膝眼下3寸(四横指宽)、胫骨前肌上，左右腿各有一穴。

[施灸] 温和灸。施灸者手执点燃的艾条对准穴位，距皮肤1.5～3厘米处施灸，以被施灸者感到施灸处温热、舒适为度。每日1次，每次灸3～5分钟。

[功效] 强壮和保健机体，增强免疫能力。

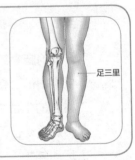

足三里

脾俞穴

[取穴] 脾俞穴位于第十一胸椎棘突下旁开1.5寸(约二横指宽)处，左右各有一穴。

[施灸] 温和灸。被施灸者俯卧，施灸者手执点燃的艾条对准穴位，距皮肤1.5～3厘米处施灸，以被施灸者感到施灸处温热、舒适为度。每日1～2次，每次灸10～15分钟。

[功效] 温阳培阳，益气补肾。

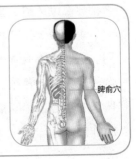

脾俞穴

悬钟穴

[取穴] 悬钟穴位于外踝尖上3寸(四横指宽)，腓骨前缘处，左右腿各有一穴。

[施灸] 取坐位，施灸者手执点燃的艾条对准穴位，距皮肤1.5~3厘米处施灸，灸至皮肤产生红晕为止。每日1次，每次灸5~10分钟。

[功效] 调和气血。

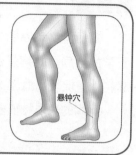

悬钟穴

肝俞穴

[取穴] 肝俞穴位于背部第九胸椎棘突下旁开1.5寸(二横指宽)处，左右各有一穴。

[施灸] 温和灸。被施灸者取俯卧位，施灸者手执点燃的艾条对准穴位，距皮肤1.5~3厘米处施灸，以被施灸者感到施灸处温热、舒适为度，灸至皮肤产生红晕为止。每日1次，每次灸3~15分钟。

[功效] 疏肝利胆，安神明目。

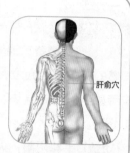

肝俞穴

小贴士

高脂血症的防治措施主要有以下几点：

1.合理的膳食结构。高血脂症的饮食原则是"四低一高"，即低热量、低脂肪、低胆固醇、低糖、高纤维膳食。

2.科学的生活方式。生活方式要有规律性，适当参加体育运动（运动食品）和文娱活动，不吸烟、不酗酒，避免精神紧张，并要保持良好的心态。

3.定期体检。45岁以上者，肥胖者、高脂血症家庭史者、经常参加应酬者、精神高度紧张者都属高发人群，建议每年应检查一次血脂。

4.许多天然药物和食品具有较好的降血脂作用。这些药物有：山楂、丹参、泽泻、首乌、决明子、黄精、葛根、蒲黄、荷叶、银杏叶等。这些药物也可以单味煎水，代茶饮用，有较好的降脂作用。

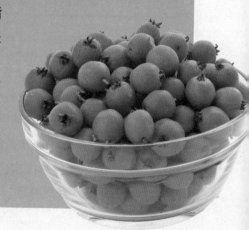

低血压

　　低血压是指体循环脉血压偏低，收缩压低于90毫米汞柱（12千帕），舒张压低于60毫米汞柱（8千帕），并伴有头晕等不适症状。本病多由慢性消耗性疾病、重体前叶功能减退、心血管疾病等引起，发病人群女性多于男性。

　　临床表现为头晕、头痛、耳鸣、心慌、气短、乏力、失眠、健忘、食欲不佳、四肢发冷、容易疲倦、注意力不集中等。

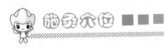

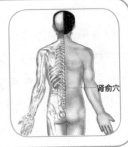

肾俞穴

[取穴] 肾俞穴位于第二腰椎棘突下旁开1.5寸(二横指宽)处，左右各有一穴。

[施灸] 温和灸。被施灸者俯卧，施灸者手执点燃的艾条对准穴位，距皮肤1.5~3厘米处施灸，以被施灸者感到施灸处温热、舒适为度。每日1~2次，每次灸10~15分钟。

[功效] 温阳培阳，益气补肾。

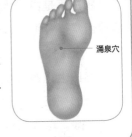

涌泉穴

[取穴] 涌泉穴位于足底前部凹陷处，第二、三趾趾缝纹头端与足跟连线的前1/3处，左右脚各有一穴。

[施灸] 温和灸。取坐位，施灸者手执点燃的艾条对准穴位，距皮肤1.5~3厘米处施灸，以被施灸者感到施灸处温热、舒适为度。每日1次，每次灸3~15分钟。

[功效] 滋阴熄风，醒脑开窍。

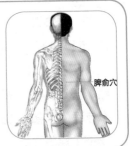

脾俞穴

[取穴] 脾俞穴位于第十一胸椎棘突下旁开1.5寸(约二横指宽)处，左右各有一穴。

[施灸] 温和灸。被施灸者俯卧，施灸者手执点燃的艾条对准穴位，距皮肤1.5~3厘米处施灸，以被施灸者感到施灸处温热、舒适为度。每日1~2次，每次灸10~15分钟。

[功效] 温阳培阳。

神阙穴

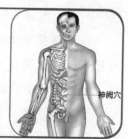

[取穴] 神阙穴位于肚脐的正中。

[施灸] 回旋灸。被施灸者仰卧，施灸者手执点燃的艾条对准穴位，距皮肤约3厘米处反复旋转施灸，以被施灸者感到施灸处温热、舒适为度。每日1～2次，每次灸10～15分钟。

[功效] 固本培元，回阳救逆。

小贴士

低血压病人的饮食选择包括下列几点：

1.荤素兼吃，合理搭配膳食，保证摄入全面充足的营养物质，使体质从纤弱逐渐变得健壮；如伴有红细胞计数过低，血红蛋白不足的贫血症，宜适当多吃富含蛋白质、铁、铜、叶酸、维生素B$_{12}$、维生素C等"造血原料"的食物；与高血压病相反，本病宜选择适当的高钠、高胆固醇饮食。食盐每日需摄足12~15克。含胆固醇多的脑、肝、蛋、奶油、鱼卵、猪骨等食品，适量常吃，有利于提高血胆固醇浓度，增加动脉紧张度，使血压上升。

糖尿病

糖尿病是由遗传因素、免疫功能紊乱、微生物感染及其毒素、自由基毒素、精神因素等各种致病因子作用于机体，导致胰岛功能减退、胰岛素抵抗等而引发的糖、蛋白质、脂肪、水和电解质等一系列代谢紊乱综合征。

临床上以高血糖为主要特点，典型病例可出现多尿、多饮、多食、消瘦等表现，即"三多一少"症状，糖尿病（血糖）一旦控制不好会引发并发症，导致肾、眼、足等部位的衰竭病变，且无法治愈。

肺俞穴

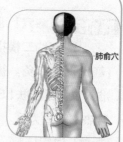

[取穴] 肺俞穴位于背部第三胸椎棘突下旁开1.5寸(二横指宽)处，左右各有一穴。

[施灸] 被施灸者取俯卧位，施灸者手执点燃的艾条对准穴位，距皮肤1.5～3厘米处施灸，以被施灸者感到施灸处温热、舒适为度。每日1～2次，每次灸30分钟左右，10天为一个疗程，休息3～5天再灸。

[功效] 解表宣肺。

施灸穴位 ■■■

脾俞穴

[取穴] 脾俞穴位于第十一胸椎棘突下旁开1.5寸(约二横指宽)处，左右各有一穴。

[施灸] 温和灸。被施灸者取俯卧位，施灸者手执点燃的艾条对准穴位，距皮肤1.5～3厘米处施灸，以被施灸者感到施灸处温热、舒适为度。每日1～2次，每次灸30分钟左右，10天为一个疗程，休息3～5天再灸。

[功效] 健脾利湿，和胃益气。

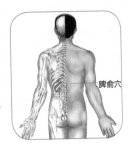

脾俞穴

大椎穴

[取穴] 大椎穴位于颈部下端，第七颈椎棘突下凹陷中。

[施灸] 温和灸。被施灸者取俯卧位，施灸者手执点燃的艾条对准穴位，距皮肤1.5～3厘米处施灸，以被施灸者感到施灸处温热、舒适为度。每日1～2次，每次灸30分钟左右，10天为一个疗程，休息3～5天再灸。

[功效] 提高身体的免疫力。

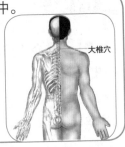

大椎穴

神阙穴

[取穴] 神阙穴位于肚脐的正中。

[施灸] 温和灸。被施灸者取仰卧位，施灸者手执点燃的艾条对准穴位，距皮肤1.5～3厘米处施灸，以被施灸者感到施灸处温热、舒适为度。每日1～2次，每次灸30分钟左右，10天为一个疗程，休息3～5天再灸。

[功效] 温经祛寒，调理气血。

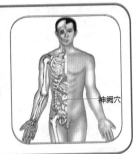

神阙穴

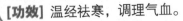

小贴士

糖尿病患者的生活法则和预防办法：

1.不暴饮暴食，生活有规律，吃饭要细嚼慢咽，多吃蔬菜，尽可能不在短时间内吃含葡萄糖、蔗糖量大的食品。

2.性生活有规律，防止感染性疾病；不要吃过量的抗生素。

3.锻炼身体，少熬夜。

肝硬化

肝硬化是一种常见的慢性肝病，可由一种或多种原因引起肝脏损害，肝脏呈进行性、弥漫性、纤维性病变。具体表现为肝细胞弥漫性变性坏死，继而出现纤维组织增生和肝细胞结节状再生，这三种改变反复交错进行，结果肝小叶结构和血液循环途径逐渐被改建，使肝变形、变硬而导致肝硬化。该病早期无明显症状，后期则出现一系列不同程度的门静脉高压和肝功能障碍，直至出现上消化道出血、肝性脑病等并发症死亡。

期门穴

[取穴] 期门穴位于胸部，当乳头直下，第六肋间隙，前正中线旁开4寸。

[施灸] 被施灸者俯卧，施灸者手执点燃的艾条对准穴位，距皮肤1.5~3厘米处施灸，以被施灸者感到施灸处温热、舒适为度。每日1次，每次灸10~15分钟。

[功效] 健脾疏肝，理气活血。

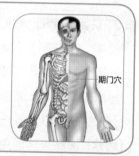

期门穴

中脘穴

[取穴] 中脘穴位于上腹部，前正中线上，在肚脐正上方4寸（六横指宽）处。

[施灸] 被施灸者仰卧，施灸者手执点燃的艾条对准穴位，距皮肤1.5~3厘米处施灸反复旋转施灸，以被施灸者感到施灸处温热、舒适为度。每日1次，每次灸10~15分钟。

[功效] 和胃健脾。

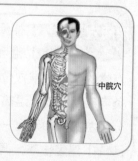

中脘穴

足三里

[取穴] 足三里穴在外膝眼下3寸（约四横指宽）的胫骨前肌上，左右脚各有一穴。

[施灸] 被施灸者取坐位，施灸者手执点燃的艾条对准穴位，距皮肤1.5~3厘米处施灸，以被施灸者感到施灸处温热、舒适为度，灸至皮肤产生红晕为止。每日1次，每次灸10~15分钟。

[功效] 调节机体免疫力，增强抗病能力。

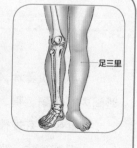

足三里

水分穴

[取穴] 位于上腹部，前正中线上，肚脐上一指宽处。

[施灸] 被施灸者仰卧，施灸者手执点燃的艾条对准穴位，距皮肤1.5~3厘米处施灸，以被施灸者感到施灸处温热、舒适为度，灸至皮肤产生红晕为止。每日1次，每次灸10~15分钟。

[功效] 健脾化湿，利水消肿。

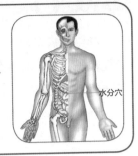

 三阴交

[取穴] 三阴交穴位于小腿内侧，内踝尖上3寸（约四横指），胫骨内侧缘后方，左右腿各有一穴。

[施灸] 被施灸者取坐位，施灸者手执点燃的艾条对准穴位，距皮肤1.5~3厘米处施灸，以被施灸者感到施灸处温热、舒适为度。每日1次，每次3~5壮，10日为一个疗程。

[功效] 调肝补肾，健脾和胃。

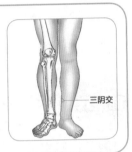

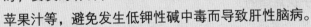 小贴士

肝硬化失代偿期病人在日常调养和进补时，应该留心注意并有所选择。

1.避免进食高蛋白饮食，不要使人体肠道内的产氨骤增。

2.尽量避免使用镇静安眠类的药物，避免由此直接引发的肝昏迷。

3.可进食香蕉等水果，保持大便通畅，每日1~2次，始终保持肠道内产氨的及时清除。

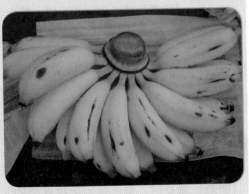

4.适当补充维生素和益生菌，如维生素C、维生素B_2、维生素K和嗜酸乳杆菌等，稳定机体内环境。

5.在食欲下降，或者呕吐、腹泻时，要及时补钾，如饮用鲜黄瓜汁、苹果汁等，避免发生低钾性碱中毒而导致肝性脑病。

6.可喝酸奶，以促进消化。

7.忌酒。

肺结核 〇

　　肺结核病是由结核分支杆菌引起的肺部慢性传染病。典型肺结核起病缓慢，病程较长，有全身性感染中毒症状，如午后低热、潮热、盗汗、消瘦、乏力等；有肺部组织受损后引起的咳嗽、咯血、胸痛、呼吸短促等症状。

　　开放性肺结核病人是主要的传染源。病人咳嗽、喷嚏、讲话等喷射出来的细小飞沫，被吸入而在肺泡内沉积，当结核菌接触到易感的肺泡组织，即在其中生长繁殖造成感染。本病属中医学"肺痨""肺疳"等范畴。中医认为正气亏耗为内因，外受"痨虫"感染而致。疾病过程以阴虚为其特点。

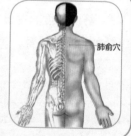

肺俞穴 **[取穴]** 肺俞穴位于背部第三胸椎棘突下旁开1.5寸（二横指宽）处，左右各有一穴。

[施灸] 回旋灸。被施灸者俯卧，施灸者手执艾条对准穴位，距皮肤约3厘米处，反复旋转施灸，以被施灸者感到施灸处温热、舒适为度。每日1次，每次灸10分钟。

[功效] 散发肺热。

肺俞穴

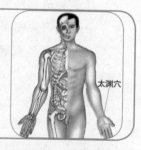

太渊穴 **[取穴]** 太渊穴位于仰掌、腕横纹之桡侧凹陷处。

[施灸] 施灸时，取坐位，施灸者手执点燃的艾条对准穴位，距皮肤1.5～3厘米处施灸，以被施灸者感到施灸处温热、舒适为度。每日1次，每次灸10分钟。

[功效] 止咳化痰，扶正祛邪，通调血脉。

太渊穴

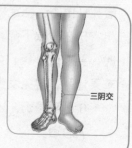

三阴交 **[取穴]** 三阴交穴位于小腿内侧，内踝尖上3寸（约四横指），胫骨内侧缘后方，左右腿各有一穴。

[施灸] 施灸时，取坐位，手执点燃的艾条对准穴位，距皮肤1.5～3厘米处施灸，以被施灸者感到施灸处温热、舒适为度。每日1次，每次灸10分钟。

[功效] 滋阴降火。

三阴交

膏肓穴

[取穴] 膏肓穴位于背部，第四胸椎棘突下旁开3寸（四横指宽）处，左右各有一穴。

[施灸] 被施灸者俯卧，施灸者手执点燃的艾条对准穴位，距皮肤1.5～3厘米处施灸，灸至皮肤产生红晕为止。每日1～2次，每次灸10～15分钟。

[功效] 强身健骨，扶助正气。

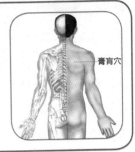

 足三里

[取穴] 足三里穴在外膝眼下3寸（约四横指宽）的胫骨前肌上，左右脚各有一穴。

[施灸] 取坐位，施灸者手执点燃的艾条对准穴位，距皮肤1.5～3厘米处施灸，以被施灸者感到施灸处温热、舒适为度，灸至皮肤产生红晕为止。每日1次，艾条灸5～15分钟，艾罐灸30～40分钟。

[功效] 通经活络，疏风化湿。

 太溪穴

[取穴] 太溪穴在内脚踝骨突出部位正后方的凹陷处，示指按压时会感觉到剧烈疼痛，左右脚各有一穴。

[施灸] 取坐位，施灸者手执点燃的艾条对准穴位，距皮肤1.5~3厘米处施灸，以被施灸者感到施灸处温热、舒适为度。每日1次，每次灸10分钟。

[功效] 滋阴益肾。

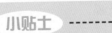 小贴士

肺结核病人的护理措施：

1.最好给病人一间空气流通，阳光充足的房间。如无条件者，病人可单独睡一床，经常注意开窗通风。

2.病人被服要经常用日光暴晒消毒，病人痊愈后，房间要进行彻底消毒。

3.病人应减少与他人接触，不要到公共场所去。

4.病人的用品食具、痰液、呕吐物都要消毒；特别注意病人痰液要吐在纸上或痰盂里，进行焚烧或消毒后倒去。

中风 〇

中风也叫脑卒中。分为两种类型：缺血性脑卒中和出血性脑卒中。中风是中医学对急性脑血管疾病的统称。它是以猝然昏倒，不省人事，伴发口角歪斜、语言不利而出现半身不遂为主要症状的一类疾病。由于本病发病率高、死亡率高、致残率高、复发率高以及并发症多的特点，所以医学界把它同冠心病、癌症并列为威胁人类健康的三大疾病之一。

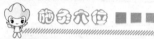

足三里 [取穴] 足三里位于外膝眼下3寸(四横指宽)、胫骨前肌上，左右腿各有一穴。

[施灸] 温和灸。施灸时，取坐位，施灸者手执点燃的艾条对准穴位，距皮肤1.5～3厘米处施灸，以被施灸者感到施灸处温热，舒适为度，灸至皮肤产生红晕为止。每日或隔日1次，每次灸10～15分钟。

[功效] 通经活络，扶正祛邪。

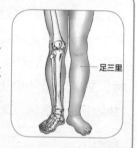

足三里

悬钟穴 [取穴] 悬钟穴位于外踝尖上3寸(四横指宽)，腓骨前缘处，左右腿各有一穴。

[施灸] 施灸时，取坐位，施灸者手执点燃的艾条对准穴位，距皮肤1.5～3厘米处施灸，以被施灸者感到施灸处温热，舒适为度。每日1次，每次灸5～10分钟。

[功效] 通经活络，疏筋止痛。

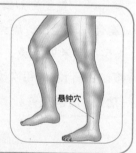

悬钟穴

涌泉穴 [取穴] 涌泉穴位于足底前部凹陷处，第二、三趾趾缝纹头端与足跟连线的前1/3处，左右脚各有一穴。

[施灸] 温和灸。取坐位，施灸者手执点燃的艾条对准穴位，距皮肤1.5～3厘米处施灸，以被施灸者感到施灸处温热、舒适为度。每日1次，每次灸3～15分钟。

[功效] 滋阴熄风，醒脑开窍。

涌泉穴

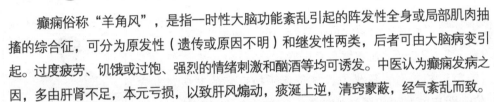

小贴士

1.要对病人进行心理护理，防止各种并发症的发生。

2.借助站立床、站立架之类的中风康复辅助用具来练习站立，可以有效地防治肌肉萎缩。

3.防止泌尿系感染。

癫痫

癫痫俗称"羊角风"，是指一时性大脑功能紊乱引起的阵发性全身或局部肌肉抽搐的综合征，可分为原发性（遗传或原因不明）和继发性两类，后者可由大脑病变引起。过度疲劳、饥饿或过饱、强烈的情绪刺激和酗酒等均可诱发。中医认为癫痫发病之因，多由肝肾不足，本元亏损，以致肝风煽动，痰涎上逆，清窍蒙蔽，经气紊乱而致。

实证：见发作时病人突然尖叫一声并意识丧失而倒地，开始全身肌肉强直性收缩，四肢抽搐，两眼上翻，持续数秒，口吐白沫，持续1～3分钟后抽搐突然停止。患者呈昏迷状态，经数分钟至数小时后清醒，醒后对发作毫无记忆。苔白腻，脉弦滑。

虚证：见发作日久，反复发作，抽搐强度减弱，精神萎靡，失眠，面色不佳，食少，腰膝酸软。

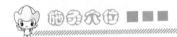

鸠尾穴

[取穴] 鸠尾穴位于脐上七寸，剑突下半寸。

[施灸] 被施灸者仰卧，施灸者手执点燃的艾条对准穴位，距皮肤1.5～3厘米处施灸，以被施灸者感到施灸处温热、舒适为度。隔日施灸1次，每次灸3～5分钟。

[功效] 和中降逆，宽胸宁神。

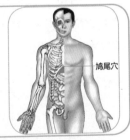

鸠尾穴

风府穴

[取穴] 风府穴位于后发际正中直上1寸，枕外隆占直下凹陷中。

[施灸] 被施灸者取坐位，施灸者手执点燃的艾条对准穴位，距皮肤1.5～3厘米处施灸，以被施灸者感到施灸处温热、舒适为度。隔日施灸1次，每次灸3～5分钟。

[功效] 通关开窍。

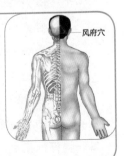

风府穴

筋缩穴

[取穴] 筋缩穴位于背部，当后正中线上，第九胸椎棘突下凹陷中。

[施灸] 被施灸者俯卧，施灸者手执点燃的艾条对准穴位，距皮肤1.5~3厘米处施灸，以被施灸者感到施灸处温热、舒适为度。隔日施灸1次，每次灸3~5分钟。

[功效] 平肝息风，止痉宁神。

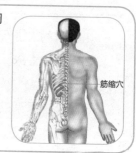

筋缩穴

内关穴

[取穴] 内关穴位于手臂内侧，腕关节横纹中央上2寸处，左右臂各有一穴。

[施灸] 施灸时，取坐位，施灸者手执点燃的艾条对准穴位，距皮肤1.5~3厘米处施灸，以被施灸者感到施灸处温热、舒适为度。隔日施灸1次，每次灸3~5分钟。

[功效] 宽胸理气，益气安神。

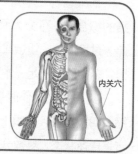

内关穴

丰隆穴

[取穴] 丰隆穴位于外踝尖上8寸，条口穴外1寸，胫骨前嵴外二横指处。

[施灸] 取坐位，手执点燃的艾条对准穴位，距皮肤1.5~3厘米处施灸，以被施灸者感到温热、舒适为度。隔日施灸1次，每次灸3~5分钟。

[功效] 沉降胃浊。

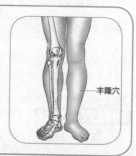

丰隆穴

小贴士

癫痫患者日常生活注意事项：

1.不能限制发作。患者抽搐时，旁人不能用力按压或屈曲其身体；

2.不要试图在患者口中放任何东西，如放置木筷、勺子等；

3.用软垫子保护病人的头部；

4.发作结束后，轻轻地将患者放置于良好的恢复姿势以改善呼吸；

5.不要采取任何措施企图弄醒患者；

6.救助者应等到患者完全恢复再离开。不要在患者还没有完全恢复之前给其吃喝任何东西。

休克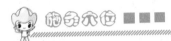

休克是大脑一时性缺血、低氧引起的短暂的意识丧失的现象。

急性脑缺血是引起休克的主要原因，而急性脑缺血可能与血压急剧下降，心排出量骤减或脑动脉本身疾患有关。中医认为，休克多由外邪侵袭，七情内伤，饮食劳倦，剧烈疼痛，痰饮内状，瘀血阻滞等引起气机一时逆乱，升降失可，阴阳不相顺接，致十二经脉的气血不能正常循环而发生。

 施灸穴位 ■■■

百会穴

[取穴] 百会穴位于人体的头部，头顶正中心，可以通过两耳角直上连线中点，来简易取此穴。

[施灸] 施灸时，被施灸者取坐位，施灸者手执点燃的艾条对准穴位，距皮肤3厘米处施灸，以被施灸者感到施灸处温热、舒适为度。每日1次，每次灸10～20分钟。

[功效] 开阳固脱，醒脑开窍。

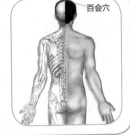

气海穴

[取穴] 气海穴位于肚脐正下方1.5寸（二横指宽）处。

[施灸] 回旋灸。被施灸者取仰卧位，施灸者手执点燃的艾条对准穴位，距皮肤1.5～3厘米处反复旋转施灸，以被施灸者感到施灸处温热、舒适为度。每日1次，每次灸10～20分钟。

[功效] 补气益肾，涩精固本。

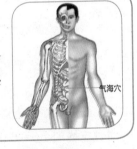

关元穴

[取穴] 关元穴位于正下方3寸（四横指宽）处。

[施灸] 回旋灸。被施灸者取仰卧位，施灸者手执点燃的艾条对准穴位，距皮肤1.5～3厘米处反复旋转施灸，以被施灸者感到施灸处温热、舒适为度。每日1次，每次灸10～20分钟。

[功效] 温阳益气，扶正固本，培元补虚。

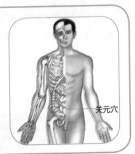

足三里 [取穴] 足三里穴在外膝眼下3寸（约四横指宽）的胫骨前肌上，左右脚各有一穴。

[施灸] 取坐位，施灸者手执点燃的艾条对准穴位，距皮肤1.5~3厘米处施灸，以被施灸者感到施灸处温热、舒适为度，灸至皮肤产生红晕为止。每日1次，每次灸10~20分钟。

[功效] 补中益气，扶正祛邪。

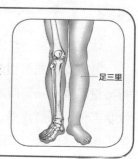

太溪穴 [取穴] 太溪穴在内脚踝骨突出部位正后方的凹陷处，示指按压时会感觉到剧烈疼痛，左右脚各有一穴。

[施灸] 取坐位，施灸者手执点燃的艾条对准穴位，距皮肤1.5~3厘米处施灸，以被施灸者感到施灸处温热、舒适为度。每日1次，每次灸10~20分钟。

[功效] 滋阴益肾，壮阳强腰。

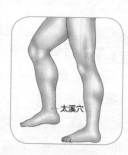

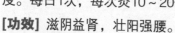
小贴士

　　休克的预后取决于病情的轻重程度、抢救是否及时、措施是否得力。所以护理上应采取以下措施：

　　1.体位。休克时应采取中凹卧位，病人的头胸部抬高到20°~30°，下肢抬高15°~20°；使用抗休克裤；

　　2.保持呼吸道通畅。一般用鼻导管吸氧，流量4~6L/分钟，严重缺氧或紫绀时应增加至6~8L/分钟，或根据病情采用面罩或正压给氧；

　　3.尽快建立静脉通路。

　　4.镇静止痛。

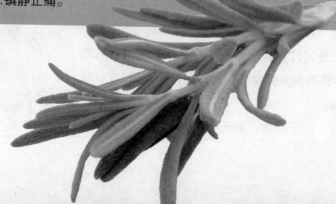

中暑

　　中暑是因高温或烈日暴晒引起人体体温调节功能紊乱所致的一种急性疾病。炎夏季节在烈日下、高热辐射、高温度和风速较小的环境中停留时间较长或从事体力劳动，如果防暑措施做得不好，就可能导致中暑发生。

　　人体2/3余热通过出汗蒸发排泄，当气温35～39℃时，周围环境潮湿，汗液不易蒸发就会引发中暑。中医认为，夏日天气炎热，气温增高，正气亏虚，若不能适应外界气温的变化，或在烈日下劳动时间过长，感受炎暑或暑湿秽浊之气，致暑热郁蒸，正气耗损，甚则清窍被蒙，经络之气厥逆不通而出现神昏痉厥。如津气耗散过甚，会造成虚脱致死。

 施灸穴位 ■■■

大椎穴
[取穴] 大椎穴位于第七颈椎与第一胸椎棘突之间。
[施灸] 被施灸者俯卧，施灸者手执点燃的艾条对准穴位，距皮肤1.5～3厘米处施灸，灸至皮肤产生红晕为止。每日1～2次，每次灸10～15分钟。
[功效] 增强身体的免疫力。

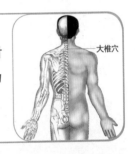

曲池穴
[取穴] 曲池穴位于肘横纹外侧端，屈肘时，在尺泽与肱骨外上髁连线中点，左右臂各有一穴。
[施灸] 温和灸。取坐位，施灸者手执点燃的艾条对准穴位，距皮肤1.5～3厘米处施灸，灸至皮肤产生红晕为止。每日1～2次，每次灸5～10分钟。
[功效] 疏风解表，清热止痛。

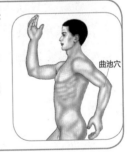

合谷穴
[取穴] 合谷穴位于手背虎口，在第一掌骨与第二掌骨间的凹陷处，左右手各有一穴。
[施灸] 温和灸。施灸者手执点燃的艾条对准穴位，距皮肤1.5～3厘米处施灸，以被施灸者感到施灸处温热为度。每日1次，每次灸10～15分钟。
[功效] 镇静止痛，通经活络，清热解表。

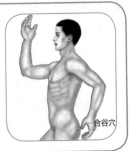

[取穴] 内关穴位于手臂内侧，腕关节横纹中央上2寸处，左右臂各有一穴。

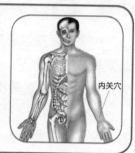

内关穴

[施灸] 施灸时，取坐位，施灸者手执点燃的艾条对准穴位，距皮肤1.5～3厘米处施灸，以被施灸者感到施灸处温热、舒适为度。每日1～2次，每次灸10～15分钟。

[功效] 益气安神。

[取穴] 足三里穴在外膝眼下3寸（约四横指宽）的胫骨前肌上，左右脚各有一穴。

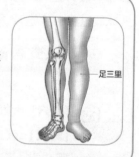

足三里

[施灸] 取坐位，施灸者手执点燃的艾条对准穴位，距皮肤1.5～3厘米处施灸，以被施灸者感到施灸处温热、舒适为度，灸至皮肤产生红晕为止。每日1～2次，每次灸10～15分钟。

[功效] 有调节机体免疫力，增强抗病能力。

小贴士

中暑后的禁忌：

1.忌大量饮水；

2.忌大量食用生冷瓜果；

3.忌吃大量油腻食物。

失眠

失眠是指无法入睡或无法保持睡眠状态，导致睡眠不足。又称入睡和维持睡眠障碍，为各种原因引起入睡困难、睡眠深度或频度过短、早醒及睡眠时间不足或质量差等。失眠的原因主要有环境原因、个体因素、躯体原因、精神因素、情绪因素等。根据传统中医理论，失眠的原因主要为脏腑机能紊乱，尤其是心的温阳功能与肾的滋阴功能不能协调、气血亏虚、阴阳失调等。

失眠，中医称为不寐，根据传统中医理论，失眠的原因主要为脏腑机能紊乱，尤其是心的温阳功能与肾的滋阴功能不能协调、气血亏虚、阴阳失调等。

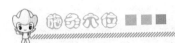

神门穴

[取穴] 神门穴位于腕横纹尺侧端，尺侧腕肌腱的横侧凹陷处。

[施灸] 温和灸。施灸时，取坐姿，施灸者手执点燃的艾条对准穴位，距皮肤1.5~3厘米处施灸，以被施灸者感到施灸处温热，舒适为度。每日1次，每次灸3~15分钟。

[功效] 养心安神。

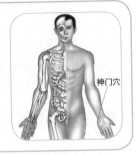
神门穴

心俞穴

[取穴] 心俞穴位于背部肩胛骨内侧，第五胸椎棘突下旁开二横指宽处，左右各有一穴。

[施灸] 回旋灸。施灸时，被施灸者取俯卧姿势，施灸者手执点燃的艾条对准穴位，距皮肤3厘米处反复地回旋施灸，灸至皮肤产生红晕为止。每日1次，每次灸10~15分钟。

[功效] 宽胸理气，宁心安神。

心俞穴

内关穴

[取穴] 内关穴位于手臂的内侧，腕关节横纹中央上2寸(约三横指宽)处，左右臂各有一穴。

[施灸] 施灸时，施灸者手执点燃的艾条对准穴位，距皮肤1.5~3厘米处施灸，以被施灸者感到施灸处温热、舒适为度。每日1次，每次灸3~15分钟。

[功效] 宁心安神。

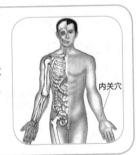
内关穴

安眠穴

[取穴] 安眠穴在翳风穴和风池穴连线的中点。

[施灸] 施灸时，被施灸者取坐姿，施灸者一手执点燃的艾条，另一手拨开并按住头发，水平对准距穴位皮肤1.5~3厘米处施灸，以被施灸者感到皮肤温热、舒适为度。每日1次，每次灸3~15分钟。

[功效] 宁神镇惊，平肝息风。

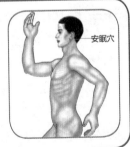
安眠穴

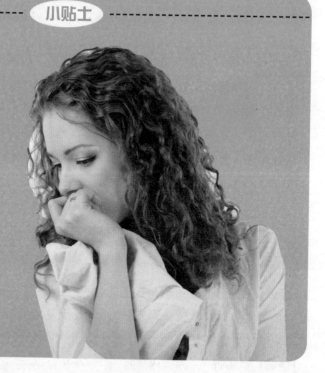

贫血 O

贫血，是指血液循环的红细胞或血红蛋白的量低于正常。造成贫血的原因有缺铁、出血、溶血、造血功能障碍等。一般要给予富含营养和高热量、高蛋白、多维生素、含丰富无机盐的饮食，以助于恢复造血功能。中医认为脾胃为气血生化之源。脾胃气虚，或营养不良是引起贫血的主要原因。

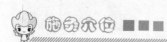

 足三里

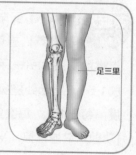

[取穴] 足三里穴在外膝眼下3寸（约四横指宽）的胫骨前肌上，左右脚各有一穴。

[施灸] 取坐位，施灸者手执点燃的艾条对准穴位，距皮肤1.5~3厘米处施灸，以被施灸者感到施灸处温热、舒适为度，灸至皮肤产生红晕为止。每日1次，每次灸5~15分钟。

[功效] 培养气血，补中益气。

足三里

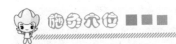

关元穴

[取穴] 关元穴位于腹部正中线，脐下3寸（四横指宽）处。

[施灸] 回旋灸。被施灸者仰卧，施灸者手执点燃的艾条对准穴位，距皮肤3厘米处反复旋转施灸，以被施灸者感到施灸处温热、舒适为度。每日1~2次，每次灸5~15分钟。

[功效] 固本培元。

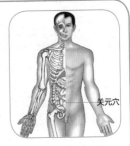

关元穴

腰阳关

[取穴] 腰阳关穴位于第四腰椎棘突下凹陷处。

[施灸] 被施灸者俯卧，施灸者手执点燃的艾条对准穴位，距皮肤1.5~3厘米处施灸，灸至皮肤产生红晕为止。每日1次，每次灸10~15分钟。

[功效] 培补元气。

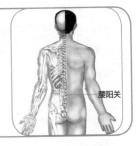

腰阳关

肺俞穴

[取穴] 肺俞穴位于第十一胸椎棘突下旁1.5寸处。

[施灸] 被施灸者俯卧，施灸者手执点燃的艾条对准穴位，距皮肤1.5~3厘米处施灸，灸至皮肤产生红晕为止。每日1次，每次灸5~15分钟。

[功效] 散发肺腑之热。

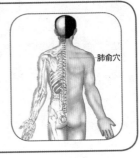

肺俞穴

大椎穴

[取穴] 大椎穴位于第七颈椎与第一胸椎棘突之间。

[施灸] 被施灸者俯卧，施灸者手执点燃的艾条对准穴位，距皮肤1.5~3厘米处施灸，灸至皮肤产生红晕为止。每日1次，每次灸5~15分钟。

[功效] 提高身体免疫力。

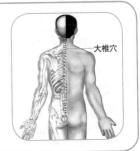

大椎穴

小贴士

补血的食物：

1.黑豆，黑豆也可以生血，如果是在产后，建议用黑豆煮乌骨鸡；

2.胡萝卜，胡萝卜含有很高的维生素B、C，同时又含有一种特别的营养素–胡萝卜素，胡萝卜素对补血极有益，用胡萝卜煮汤；

3.面筋，面筋的铁质含量相当丰富，而补血必须先补铁；

4.菠菜，菠菜是有名的补血食物，菠菜内含有丰富的铁质胡萝卜素，所以菠菜可以算是补血蔬菜中的重要食物；

5.金针菜，金针菜含铁数量最大，比大家熟悉的菠菜高了20倍，铁质含量丰富；

6.龙眼肉，龙眼肉就是桂圆肉，龙眼肉在补血的同时还能治疗健忘、心悸、神经衰弱和失眠症，龙眼汤、龙眼胶、龙眼酒之类也是很好的补血食物；

7.萝卜干，萝卜干本来就是有益的蔬菜，它所含的维生素B极为丰富，铁质含量很高。

空调病

空调给人们带来舒爽的同时，也带来一种"疾病"。长时间在空调环境下工作，学习的人，因空气不流通，环境得不到改善，会出现鼻塞、头昏、打喷嚏、耳鸣、乏力、记忆力减退等症状，以及一些皮肤过敏的症状，如皮肤发紧发干、易过敏、皮肤变差等。这类现象在现代医学上称之为"空调综合征"或"空调病"。

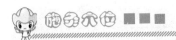

关元穴

[取穴] 关元穴位于肚脐正下方3寸(四横指宽)处。

[施灸] 回旋灸。施灸时被施灸者仰卧，施灸者手执点燃的艾条对准穴位，距皮肤1.5～3厘米处施灸，左右方向平行往复或反复旋转施灸，以被施灸者感到施灸处温热，舒适为度，灸至皮肤产生红晕为止。每日1次，每次灸5～15分钟。

[功效] 培元固本。

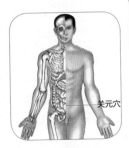
关元穴

气海穴

[取穴] 气海穴位于肚脐正下方1.5寸(比大拇指稍宽)处。

[施灸] 回旋灸。施灸时被施灸者仰卧，施灸者手执点燃的艾条对准穴位，距皮肤1.5～3厘米处施灸，左右方向平行往复或反复旋转施灸，灸至皮肤产生红晕为止。每日1次，每次灸5～15分钟。

[功效] 温阳益气、扶正固本，培元补虚。

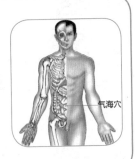
气海穴

中脘穴

[取穴] 中脘穴位于上腹部，前正中线上，在肚脐正上方4寸(六横指宽)处。

[施灸] 回旋灸。施灸时被施灸者仰卧，施灸者手执点燃的艾条对准穴位，距皮肤1.5～3厘米处施灸，左右方向平行往复或反复旋转施灸。每日1次，每次灸5～15分钟。

[功效] 和胃健脾。

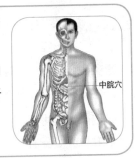
中脘穴

大椎穴

[取穴] 大椎穴位于颈部下端，第七颈椎棘突下凹陷处。

[施灸] 被施灸者取坐位或俯卧后，施灸者手执点燃的艾条对准穴位，距皮肤1.5～3厘米处施灸，以被施灸者感到施灸处温热为度。每日1次，每次灸10～15分钟。

[功效] 驱除颈部寒气，预防颈椎病。

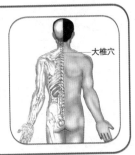
大椎穴

小贴士

空调病的预防方法：

1.使用空调必须注意通风，每天应定时打开窗户，关闭空调，增气换气，使室内保持一定的新鲜空气，且最好每两周清扫空调机一次；

2.从空调环境中外出，应当先在有阴凉的地方活动片刻，在身体适应后再到太阳光下活动；若长期在空调室内者，应该到户外活动，多喝开水，加速体内新陈代谢；

3.在空调环境下工作、学习，不要让通风口的冷风直接吹在身上，大汗淋漓时最好不要直接吹冷风，这样降温太快，很容易生病。

神经衰弱

神经衰弱是以烦恼、衰弱为主要表现的神经症，并非神经系统病理改变所引起。神经衰弱是由于大脑神经活动长期处于紧张状态，导致大脑兴奋与抑制功能失调而产生的一组以精神易兴奋，脑力易疲劳，情绪不稳定等症状为特点的神经功能性障碍。

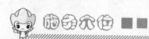

 神门穴

[取穴] 神门穴位于腕横纹尺侧凹陷处，左右各臂有一穴。

[施灸] 温和灸。取坐位，施灸者手执点燃的艾条对准穴位，距皮肤1.5～3厘米处施灸，以被施灸者感到施灸处温热、舒适为度。每日1次，每次灸10～15分钟。

[功效] 养心安神。

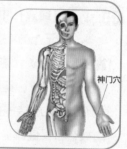

 心俞穴

[取穴] 心俞穴位于背部肩胛骨内侧，第五胸椎棘突下旁开1.5寸(二横指宽)处，左右各一穴。

[施灸] 回旋灸。被施灸者俯卧，施灸者手执点燃的艾条对准穴位，距皮肤3厘米处旋转施灸，以被施灸者感到施灸处舒适为宜。每日1次，每次灸10～15分钟。

[功效] 宽胸理气，宁心安神。

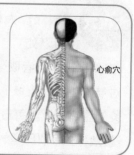

内关穴

[取穴] 内关穴位于手臂的内侧，从腕关节横纹向手肘方向2寸(约三横指宽)处，位于手臂的两条筋之间，左右臂各有一穴。

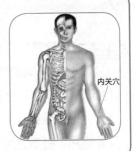

[施灸] 施灸时，可以取坐位，施灸者手执点燃的艾条对准穴位，距皮肤1.5～3厘米处施灸，以被施灸者感到施灸处温热、舒适为度。每日1次，每次灸10～15分钟。

[功效] 宁心安神，理气止痛，和胃降逆。

 太溪穴

[取穴] 太溪穴在内脚踝骨突出部位正后方的凹陷处，示指按压时会感觉到剧烈疼痛，左右脚各有一穴。

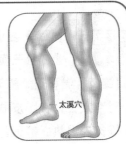

[施灸] 取坐位，施灸者手执点燃的艾条对准穴位，距皮肤1.5～3厘米处施灸，以被施灸者感到施灸处温热、舒适为度，灸至皮肤产生红晕为止。每日1次，每次灸3～15分钟。

[功效] 滋阴补肾。

小贴士

神经衰弱患者在饮食疗法方面应特别注意食用下列对脑有营养价值的食物：

1.富含脂类的食物，如肝、鱼类、蛋黄、黄油、大豆、玉米、羊脑、猪脑、芝麻油、花生及核桃等；

2.富含蛋白质的食物，如瘦猪肉、羊肉、牛肉、牛奶、鸡、鸭、鱼、蛋及豆制品等；

3.富含糖的食物，如白糖、红糖、蜂蜜、甘蔗、萝卜、大米、面粉、红薯、大枣、甜菜及水果等；

4.富含维生素C的食物，一般水果及蔬菜中均含有丰富的维生素C。

精力不足

现代人常常感叹自己的精力不足，每天感觉特别累，甚至可能出现体质下降的情况。到医院检查，却没有发现什么毛病，但就是全身不舒服。其实，这是由于身体阳气少、动力不足造成的，这也是亚健康的表现症状之一。

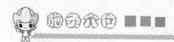

[取穴] 合谷穴位于手背虎口，在第一掌骨与第二掌骨间的凹陷处，左右手各有一穴。

[施灸] 温和灸。施灸时，取坐位，施灸者手执点燃的艾条对准穴位，在距皮肤1.5～3厘米处施灸，以被施灸者感到施灸处温热、舒适为度。每日1次，每次灸10～20分钟。

[功效] 镇静安神，通络活血，调气镇痛。

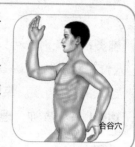

[取穴] 复溜穴位于小腿内侧，脚踝内侧中央上2横指宽处，或太溪穴直上2寸(三横指宽)跟腱的前方，左右脚各有一穴。

[施灸] 温和灸。施灸时，取坐位，施灸者手执点燃的艾条对准穴位，在距皮肤1.5～3厘米处施灸，以被施灸者感到施灸处温热、舒适为度，灸至皮肤产生红晕为止。一般每周3～4次，每次灸10～20分钟。

[功效] 补肾滋阴。

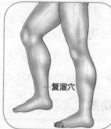

--- **小贴士** ---

食疗小验方：

1.狗肉250克，黑豆50克，加水煮熟，调以盐、姜、五香粉及少量糖服食；

2.羊肉500克，仙茅、金樱子各15克，加水及调味品适量，炖熟后弃药渣，食肉饮汤；

3.泥鳅3条，置锅中加盐少许及适量水，清炖至五成熟，加入豆腐3块，再炖至泥鳅熟烂即可食用。

免疫力低

如果你发现自己容易反复感冒，精神状态差，生病后康复时间长。同时，浑身乏力，头晕，没有精神，出虚汗，这说明你此时已处于亚健康状态，而这种情况则是由免疫力低下造成的。长此以往，各种各样的疾病就会悄然袭来。艾灸取关元、中脘、足三里和神阙进行温和灸，可以强身健体，固本扶阳，提高免疫力。

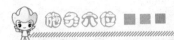

关元穴

[取穴] 位于肚脐正下方3寸(四横指宽)处。

[施灸] 回旋灸。施灸时，被施灸者仰卧，施灸者手执点燃的艾条对准穴位，距皮肤1.5～3厘米处反复旋转施灸，灸至皮肤产生红晕为止。每日1次，每次灸5～15分钟。

[功效] 培元固本，补益下焦，达到扶阳固阳的作用。

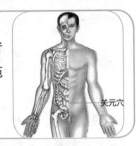

关元穴

中脘穴

[取穴] 位于上腹部前正中线上，在肚脐正上方4寸（六横指宽）处。

[施灸] 回旋灸。施灸时，被施灸者取仰卧位，施灸者手执点燃的艾条对准穴位，距皮肤1.5～3厘米处反复旋转施灸，灸至皮肤产生红晕为止。每日1～2次，每次灸10～15分钟。

[功效] 和胃健脾。

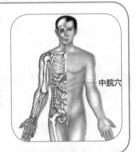

中脘穴

足三里

[取穴] 足三里在外膝眼下3寸(约四横指宽)、胫骨前肌上，左右脚各有一穴。

[施灸] 温和灸。施灸时，取坐位，施灸者手执点燃的艾条对准穴位，距皮肤1.5～3厘米处施灸，灸至皮肤产生红晕为止。每日1次，每次灸3～15分钟。最好在每晚临睡前灸。

[功效] 滋养气血。

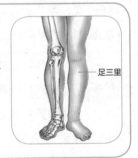

足三里

神阙穴

[取穴] 神阙穴位于肚脐的正中。

[施灸] 施灸时，被施灸者取仰卧位，施灸者手执点燃的艾条对准穴位，距皮肤3厘米处施灸，灸至皮肤产生红晕为止。每日1～2次，每次灸10～15分钟。

[功效] 温经祛寒，平和阴阳，调理气血。

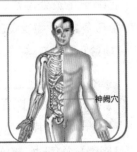

神阙穴

小贴士

能提高免疫力的食品：

新鲜萝卜，因其含有丰富的干扰素诱导剂而具有免疫作用；

香菇，香菇所含的香菇多糖能增强人体免疫力；

人参蜂王浆，能提高机体免疫力及内分泌的调节能力，并含具有防癌作用的蜂乳酸。

困倦易疲劳 〇

虽然每晚有8小时的睡眠时间，可到了第二天还是感到疲倦，常打哈欠，特别是眼睛很累，只想趴着。同时，学习和工作时，注意力不能集中，效率低下。这是怎么回事？其实这都是亚健康惹的祸。

 艾灸穴位 ■■■

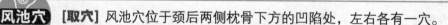

天柱穴 [取穴] 天柱穴位于后发际正中旁开1.5寸(二横指宽)处，左右各有一穴。

[施灸] 温和灸。被施灸者取坐位，施灸者手执点燃的艾条对准穴位，距皮肤1.5～3厘米处施灸，以被施灸者感到施灸处温热、舒适为度，灸至皮肤产生红晕为止。每日1次，每次灸3～15分钟。最好在每晚临睡前灸。

[功效] 明目醒神。

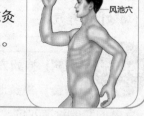

天柱穴

风池穴 [取穴] 风池穴位于颈后两侧枕骨下方的凹陷处，左右各有一穴。

[施灸] 施灸时，被施灸者取坐位，施灸者手执点燃的艾条对准穴位，距皮肤1.5～3厘米处施灸，以被施灸者感到施灸处温热、舒适为度，灸至皮肤产生红晕为止。每日灸1次，每次灸3～15分钟。

[功效] 通经活络。

风池穴

 肾俞穴 [取穴] 肾俞穴位于第二腰椎棘突下旁开1.5寸(二横指宽)处，左右各有一穴。

[施灸] 施灸时，被施灸者取俯卧位，施灸者手执点燃的艾条对准穴位，距皮肤1.5～3厘米处反复旋转施灸，灸至皮肤产生红晕为止。每日1次，每次灸3～15分钟。最好在每晚临睡前灸。

[功效] 滋阴补肾。

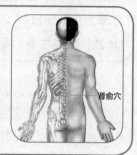

肾俞穴

关元穴

[取穴] 关元穴位于肚脐正下方3寸(四横指宽)处。

[施灸] 施灸时,被施灸者仰卧,施灸者手执点燃的艾条对准穴位,距皮肤3厘米处反复旋转施灸,灸至皮肤产生红晕为止。每日1～2次,每次灸10分钟。

[功效] 培元固本,补益下焦。

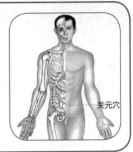

关元穴

小贴士

抗疲劳的饮食:

1.饼干。饼干的主要成分是小麦,饼干提供的能量来自其碳水化合物的含量;

2.水果。大脑正常工作需要多种维生素和矿物质,B族维生素和维生素C对于维持人体的智力和体力尤为重要;

3.奶制品。奶制品能够提供蛋白质、维生素和钙质,而且不会含有太高的脂肪;

4.钙制品。在摄取牛奶和酸奶等富含钙质食物的同时,应注意补充镁,当钙与镁的比例为2：1时最利于镁的吸收,含镁较多的食物有坚果、黄豆等。

记忆力减退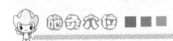

记忆力减退是脑疲劳必然的表现脑形式。因此,要保持大脑良好的记忆功能,必须保证大脑皮层清新活跃,供氧充分。显而易见,增强大脑供氧,缓解脑疲劳是提高记忆力的方法。

施灸穴位 ■ ■ ■

关元穴

[取穴] 关元穴位于肚脐下方3寸(四横指宽)处,为经气运行的开端。

[施灸] 施灸时,被施灸者取仰卧位,施灸者手执点燃的艾条对准穴位,距皮肤1.5～3厘米处反复旋转施灸,以被施灸者感到施灸处温热,舒适为度。每日1～2次,每次灸10～15分钟。

[功效] 培元固本,补益下焦。

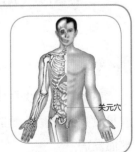

关元穴

[取穴] 气海穴位于肚脐正下方1.5寸(二横指宽)处，为先天元气会聚的地方。

[施灸] 施灸时，被施灸者取仰卧位，施灸者手执点燃的艾条对准穴位，距皮肤1.5～3厘米处反复旋转施灸，以被施灸者感到施灸处温热、舒适为度。每日1～2次，每次灸10分钟。

[功效] 温阳益气，扶正固本，培元补虚。

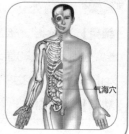

气海穴

[取穴] 足三里穴在外膝眼下3寸(约四横指宽)、胫骨前肌上，左右脚各有一穴。

[施灸] 温和灸。施灸时，取坐位，施灸者手执点燃的艾条对准穴位，距皮肤1.5～3厘米处施灸，以被施灸者感到施灸处温热、舒适为度。每日1次，每次灸3～15分钟。最好在每晚临睡前灸。

[功效] 滋养气血。

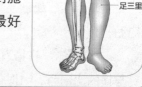

足三里

小贴士

提高记忆力的方法：

1.学会一种或多种观察能力，敏锐的观察力能帮助我们记忆；

2.要站在对方的立场上考虑问题，在记忆中尤其如此。要在充分理解的基础上记忆对象；

3.开发自己的右脑，把记忆对象形象化有助于记忆；

4.掌握歌诀或口诀记忆知识，把互不关联的记忆对象编成歌诀有利于记忆；

5.学会特征记忆技巧，找到记忆对象的特点，辨别出其特征有助于记忆。

落枕

落枕或称"失枕"，是一种常见病，好发于青壮年，以冬春季多见。落枕的常见发病经过是入睡前并无任何症状，晨起后却感到项背部明显酸痛，或感受外邪而发病。

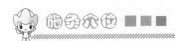

 列缺穴

[取穴] 列缺穴位于前臂桡侧(外侧)缘，桡骨茎突上方，腕横纹上1.5寸(二横指宽)处，左右臂各有一穴。

[施灸] 取坐位，施灸者手执点燃的艾条对准穴位，距皮肤1.5~3厘米处施灸，以被施灸者感到施灸处温热、舒适为度。每日1次，每次灸20~30分钟。

[功效] 宣肺疏风，通调任脉。

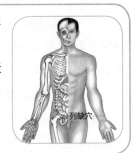

列缺穴

悬钟穴

[取穴] 悬钟穴位于外踝尖上3寸(四横指宽)，腓骨前缘处，左右脚各有一穴。

[施灸] 取坐位，施灸者手执点燃的艾条对准穴位，距皮肤1.5~3厘米处施灸，以被施灸者感到施灸处温热、舒适为度，灸至皮肤产生红晕为止。每日1次，每次灸20~30分钟。

[功效] 通经活络，疏筋止痛。

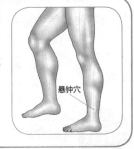

悬钟穴

 天柱穴

[取穴] 天柱穴位于后发际正中旁开1.5寸(二横指宽)处，左右各有一穴。

[施灸] 温和灸。被施灸者取坐位，施灸者手执点燃的艾条对准穴位，距皮肤1.5~3厘米处施灸，以被施灸者感到施灸处温热、舒适为度。每日1次，每次灸20~30分钟。

[功效] 清头明目，强壮筋骨。

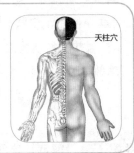

天柱穴

小贴士

预防落枕的方法：

1.要注意避免不良的睡眠姿势；

2.要注意避免受凉、吹风和淋雨；

3.要注意饮食平衡。

颈椎病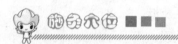

颈椎病又称颈椎综合征，是颈椎骨关节炎、增生性颈椎炎、颈神经根综合征、颈椎间盘脱出症的总称，是一种以退行性病理改变为基础的疾患。主要由于颈椎长期劳损、骨质增生，或椎间盘脱出、韧带增厚，致使颈椎脊髓、神经根或椎动脉受压，导致一系列功能障碍的临床综合征。

表现为颈椎间盘蜕变本身及其继发性的一系列病理改变，如椎节失稳、松动；髓核突出或脱出；骨刺形成；韧带肥厚和继发的椎管狭窄等，刺激或压迫了邻近的神经根、脊髓、椎动脉及颈部交感神经等组织，并引起各种各样症状和体征的综合征。

中医认为，造成此病的原因主要是过度劳累，保持一个姿势的时间过久，颈筋脉不和，气血运行失畅，阻滞于筋脉络道。

 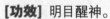

天柱穴 **[取穴]** 天柱穴位于后发际正中旁开1.5寸处，左右各有一穴。

[施灸] 温和灸。被施灸者取坐位，施灸者手执点燃的艾条对准穴位，距皮肤1.5～3厘米处施灸，以被施灸者感到施灸处温热、舒适为度。每日1次，每次灸10～15分钟。

[功效] 明目醒神。

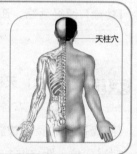

天柱穴

大椎穴 **[取穴]** 颈部下端，第七颈椎棘突下凹陷中。

[施灸] 被施灸者俯卧，施灸者手执点燃的艾条对准穴位，距皮肤1.5～3厘米处施灸，以被施灸者感到施灸处温热、舒适为度。每日1～2次，每次灸30分钟左右。

[功效] 解表清热，截疟止痛。

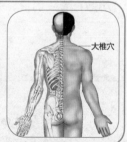

大椎穴

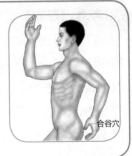

合谷穴

[取穴] 合谷穴位于手背虎口，在第一掌骨与第二掌骨间的凹陷处，左右手各有一穴。

[施灸] 温和灸。施灸者手执点燃的艾条对准穴位，距皮肤1.5～3厘米处施灸，以被施灸者感到施灸处温热、舒适为度。每日1～2次，每次灸10～20分钟。

[功效] 通络活血，调气镇痛。

合谷穴

肩周炎

肩周炎是指肩关节囊及其周围组织病变而引起肩关节疼痛和活动受限的一种常见病，又称冻结肩、肩凝症或五十肩。本病可由外伤、慢性劳损、受凉、较长时间不活动等因素引发，好发于40岁以上的中老年人，女性多于男性。

 施灸穴位 ■ ■ ■

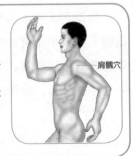

肩髃穴

[取穴] 肩髃穴位于肩峰前下方凹陷处，左右肩各有一穴。

[施灸] 温和灸。被施灸者取坐位，施灸者手执点燃的艾条对准穴位，距皮肤1.5～3厘米处施灸，以被施灸者感到施灸处舒适为宜。每日1～2次，每次灸10～20分钟。

[功效] 通利关节，疏散风热。

肩髃穴

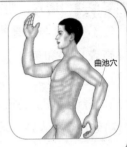

曲池穴

[取穴] 曲池穴位于肘横纹外侧端，屈肘时，在尺泽与肱骨外上髁连线中点，左右臂各有一穴。

[施灸] 温和灸。取坐位，施灸者手执点燃的艾条对准穴位，距皮肤1.5～3厘米处施灸，以被施灸者感到施灸处温热、舒适为度。每日1～2次，每次灸10～20分钟。

[功效] 疏风清热、调和营卫。

曲池穴

天宗穴

[取穴] 天宗穴位于背部肩胛骨的中央，左右各有一穴。

[施灸] 温和灸。被施灸者俯卧，施灸者手执点燃的艾条对准穴位，距皮肤1.5～3厘米处施灸，以被施灸者感到施灸处温热、舒适为度。每日1～2次，每次灸10～20分钟。

[功效] 生发阳气。

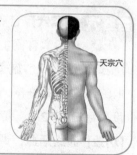

天宗穴

小贴士

1. 加强体育锻炼是预防和治疗肩周炎的有效方法，但贵在坚持。

2. 如果营养补充得比较充分，加上适当锻炼，肩周炎常可不治而愈。

3. 为了预防肩周炎，中老年人应重视保暖防寒，勿使肩部受凉。一旦着凉要及时治疗，切忌拖延不治。

网球肘

网球肘又称肱骨外上髁炎，是指手肘外侧肌腱发炎疼痛。疼痛的产生是由于负责手腕及手指背向伸展的肌肉重复用力而引起的。患者会在用力抓握或提举物体时感到患部疼痛。

中医认为，此病是由于患病的上肢过于劳累、气血虚弱、经络不通导致的。

  施灸穴位 ■ ■ ■

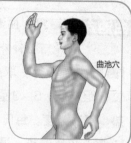

曲池穴

[取穴] 曲池穴位于肘横纹外侧端，屈肘时，在尺泽与肱骨外上髁连线中点，左右臂各有一穴。

[施灸] 温和灸。取坐位，施灸者手执点燃的艾条对准穴位，距皮肤1.5～3厘米处施灸，以被施灸者感到施灸处温热、舒适为度。每日1次，每次灸10～20分钟。

[功效] 疏风清热，调和营卫。

曲池穴

肘髎穴

[取穴] 肘髎穴位于上臂外侧，曲池穴上1寸，在肱骨边缘处，左右臂各有一穴。

[施灸] 温和灸。施灸时取坐位，施灸者手执点燃的艾条对准穴位，距皮肤1.5～3厘米处施灸，以被施灸者感到施灸处温热、舒适为度。每日1次，每次灸10～20分钟。

[功效] 疏通经络。

小贴士

减少网球肘发生的措施：

1.保持肌肉强壮，可以吸收身体突发动作的能量；

2.运动前先热身，然后牵拉前臂肌肉；

3.从事需要前臂活动的运动项目时，要学会正确的技术动作。

腰腿痛

腰腿痛是以腰部和腿部疼痛为主要症状的伤科病症。内、外、骨、妇科疾病均可出现腰腿痛症状。

中医认为风寒温热等外邪侵袭、劳累外伤等致经络阻滞，气血循环不畅，造成实证腰腿痛。因禀赋不足，久病体虚，年老体衰，纵欲伤肾等致肾脏精血亏损，经脉失于濡养，会造成虚证腰腿痛，其中以肾虚为多见。

肾俞穴

[取穴] 肾俞穴位于背部的中点，第二腰椎棘突下旁开二横指处。左右各有一穴。

[施灸] 温和灸。被施灸者俯卧，施灸者手执点燃的艾条对准穴位，距皮肤1.5～3厘米处施灸，灸至皮肤产生红晕为止。每日1次，每次灸10～15分钟，7次为一个疗程。

[功效] 滋阴补肾。

命门穴

[取穴] 命门穴位于腰部，在后正中线，第二腰椎棘突下凹陷处，即肚脐的正后方。

[施灸] 被施灸者俯卧，施灸者手执点燃的艾条对准穴位，距皮肤1.5～3厘米处施灸，灸至皮肤产生红晕为止。每日1次，每次灸10～15分钟，7次为一个疗程。

[功效] 温肾助阳，镇静止痛。

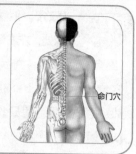

志室穴

[取穴] 志室穴位于第二腰椎棘突下旁开3寸（四横指宽）处，左右各有一穴。

[施灸] 被施灸者俯卧，施灸者手执点燃的艾条对准穴位，距皮肤1.5～3厘米处施灸，灸至皮肤产生红晕为止。每日1次，每次灸10～15分钟，7次为一个疗程。

[功效] 清热，利湿，解郁。

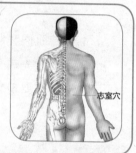

腰阳关

[取穴] 腰阳关穴位于第四腰椎棘突下凹陷处。

[施灸] 被施灸者俯卧，施灸者手执点燃的艾条对准穴位，距皮肤1.5～3厘米处施灸，灸至皮肤产生红晕为止。每日1次，每次灸10～15分钟，7次为一个疗程。

[功效] 除湿散寒，舒筋活络。

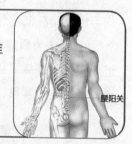

气海穴

[取穴] 气海穴位于肚脐正下方1.5寸（二横指宽）处。

[施灸] 回旋灸。被施灸者取仰卧位，施灸者手执点燃的艾条对准穴位，距皮肤1.5～3厘米处反复旋转施灸，以被施灸者感到施灸处温热、舒适为度。每日1次，每次灸10～15分钟，7次为一个疗程。

[功效] 温阳益气，扶正固本，培元补虚。

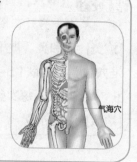

委中穴 [取穴] 委中穴位于腘横纹中点，当股二头肌腱与半腱肌肌腱的中间。

[施灸] 回旋灸。施灸时取坐位，施灸者手执点燃的艾条对准穴位，距皮肤1.5～3厘米处反复旋转施灸，以被施灸者感到施灸处温热、舒适为度。每日1次，每次灸10～15分钟，7次为一个疗程。

[功效] 舒筋通络，散瘀活血。

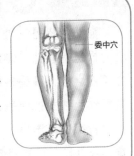

阳陵泉 [取穴] 阳陵泉位于膝盖外侧下方1寸（大拇指横宽），腓骨小头前下方凹陷处，左右腿各有一穴。

[施灸] 温和灸。取坐位，施灸者手执点燃的艾条对准穴位，距皮肤1.5～3厘米处施灸，以被施灸者感到施灸处温热、舒适为度。每日1次，每次灸10～15分钟，7次为一个疗程。

[功效] 活血通络，疏调经脉。

小贴士

手术治疗后，宜以腰围固定腰部，静卧硬板床休息，适当进行功能锻炼。亦可配合热敷、理疗、针灸、局部封闭及内服活血化瘀、祛风通络之剂。

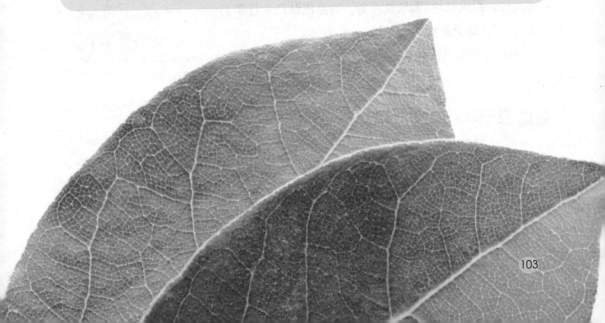

腰肌劳损

腰肌劳损是一种常见的腰部疾病，腰肌劳损是指腰部一侧或两侧或正中等处发生疼痛之症，既是多种疾病的一个症状，又可作为独立的疾病，可见于现代医学所称之肾病、风湿病、类风湿病、腰肌劳损脊椎及外伤、妇科等疾病。

中医认为，此病多与寒湿劳损肾虚有关，是经络受损、气血运行不畅导致的，同时也与久病、过度劳累有关。此病最明显的症状是腰痛，且痛在以腰骶关节为中心约一巴掌大的地方，有时隐隐作痛，有时酸痛不适。通常早晨起床时减轻，活动后加重，不能久坐、久站，弯腰也很困难。

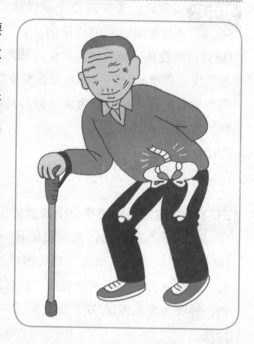

肾俞穴

[取穴] 肾俞穴位于第二腰椎棘突下旁开1.5寸(二横指宽)处，左右各有一穴。

[施灸] 温和灸。被施灸者俯卧，施灸者手执点燃的艾条对准穴位，距皮肤约3厘米处施灸，灸至皮肤产生红晕为止。每日1次，每次灸10～20分钟。

[功效] 益肾助阳，强腰利水。

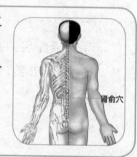

肾俞穴

委中穴

[取穴] 委中穴位于膝后腘窝横纹正中，左右腿各有一穴。

[施灸] 温和灸。被施灸者取侧卧或俯卧位，施灸者手执点燃的艾条对准穴位，距皮肤1.5～3厘米处施灸，以被施灸者感到施灸处温热、舒适为度。每日1次，每次灸10～20分钟。

[功效] 疏通清热，消肿止痛。

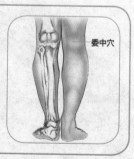

委中穴

夹脊穴

[取穴] 夹脊穴位于第一胸椎至第五腰椎棘突下旁开0.5寸(半横指宽)处，左右各17个穴位。

[施灸] 回旋灸。施灸时被施灸者俯卧，施灸者手执点燃的艾条对准穴位，距皮肤约3厘米处反复旋转施灸，灸至皮肤产生红晕为止。每日1次，每次灸5～10分钟。

[功效] 调理脏腑，通利关节。

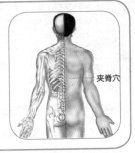
夹脊穴

小贴士

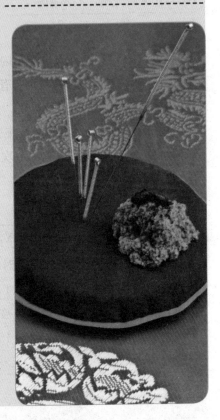

腰肌劳损患者可按下列方法进行自我保健以防病治病：

1.按揉肾俞、腰俞、委中、阿是穴，每穴按揉2分钟；

2.两手半握拳，在腰部两侧凹陷处轻轻叩击，力量要均匀，不可用力过猛，每次叩击2分钟；

3.两腿齐肩宽站立，两手背放在背部，沿腰两侧骶棘肌上下按摩100次，以腰部感觉发热为度；

4.双手叉在腰部，两腿分开与肩同宽，腰部放松，呼吸均匀，做前后左右旋转摇动，开始旋转幅度要小，逐渐加大，一般旋转80～100次；

5.弹拨痛点10～20次，然后轻轻揉按1～2分钟。

足跟痛

足跟痛是指足跟底部局限性疼痛，是跟骨底面慢性劳损、跟骨骨刺、跟骨结节滑囊炎所致。这是中老年较常见的一种慢性疾病，体形肥胖的妇女易患此症。

本病起病缓慢，可有几个月或几年的病史。临床表现为疼痛、疼痛部位一般比较固定，有明显的压痛点，可伴有足底胀麻感或紧张感。

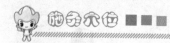

大钟穴 [取穴] 大钟穴位于脚内踝后下方，在跟腱内侧前方凹陷处，左右脚各有一穴。

[施灸] 温和灸。施灸时取坐位，施灸者手执点燃的艾条对准穴位，在距皮肤1.5～3厘米处施灸，以被施灸感到施灸处温热、舒适为度，灸至皮肤产生红晕为止。每日1次，每次灸3～7分钟。

[功效] 疏通经络，利水消肿。

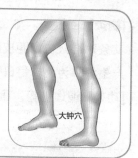
大钟穴

然谷穴 [取穴] 然谷穴位于足内侧缘，足舟骨粗隆下方，赤白肉际处，左右脚各有一穴。

[施灸] 温和灸。施灸时取坐位，施灸者手执点燃的艾条对准穴位，距皮肤1.5～3厘米处施灸，以被施灸感到施灸处温热、舒适为度。每日1次，每次灸3～7分钟。

[功效] 清热利湿，升清降浊。

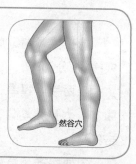
然谷穴

关元穴 [取穴] 关元穴位于肚脐正下方3寸(四横指宽)处。

[施灸] 回旋灸。施灸时被施灸者仰卧，施灸者手执点燃的艾条对准穴位，距皮肤1.5～3厘米处施灸，左右方向平行往复或反复旋转施灸，以被施灸者感到施灸处温热、舒适为宜。每日1次，每次灸5～15分钟。

[功效] 培元固本，补益下焦。

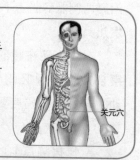
关元穴

小贴士

家庭偏方治疗足跟痛：

1.药浸法治足跟痛：取苏木、白附子、麻黄、当归、川芎各30克，水煎浸洗脚部，同时用手搓揉足跟，以利药液浸入肌肤。每次15分钟，每日两次。

2.足跟痛消除法：双手扣脑后站立，然后蹲下，立刻再起来，如此为1次。每天做200次，分两次进行，三个月可见效。

月经不调

月经不调，也称月经失调，泛指月经的周期、经量、经色和经质发生异常的病证，是妇科最常见的疾病。

妇女以血为本，血充气顺，则月经通调。凡情志不畅、久病体虚、经产期感受风寒湿等外邪、房事和节、产育过多等，均可使脏腑功能失调和冲、任二脉损伤，引起气血失调和，导致月经不调。

施灸穴位 ■ ■ ■

三阴交

[取穴] 三阴交位于小腿内侧，内踝尖直上3寸(四横指宽)、胫骨后缘处内侧缘后方，左右腿各有一穴。

[施灸] 取坐位，施灸者手执点燃的艾条对准穴位，距皮肤1.5～3厘米处施灸，以被施灸者感到施灸处温热、舒适为度。每日1次，每次灸3～15分钟。

[功效] 滋阴降火。

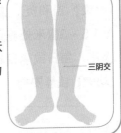
三阴交

血海穴

[取穴] 血海穴位于大腿内侧，膝盖骨内侧边缘往端上2寸(三横指宽)、股四头肌内侧头的隆起处，左右腿各有一穴。

[施灸] 温和灸。取坐位，施灸者手执点燃的艾条对准穴位，距皮肤1.5～3厘米处施灸，以被施灸者感到施灸处温热、舒适为度。每日1～2次，每次灸20分钟。

[功效] 健脾化湿，调经止血。

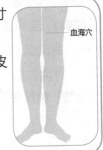
血海穴

关元穴

[取穴] 关元穴位于肚脐正下方3寸(四横指宽)处。

[施灸] 被施灸者取仰卧位，施灸者手执点燃的艾条对准穴位，距皮肤约3厘米处施灸，以被施灸者感到施灸处温热、舒适为度。每日1次，每次灸30分钟。

[功效] 培肾固本，调气回阳。

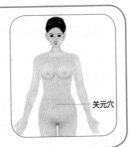
关元穴

痛经

妇女在经期或行经前后，出现腹痛、腰酸、下腹坠胀或其他不适影响正常工作和生活的称为痛经，是妇科常见疾病之一，多见于青年妇女。

痛经分为原发性和继发性两种，原发性痛经又称功能性痛经，指生殖器官无明显器质性病变的痛经；继发性痛经是生殖器官器质性病变所导致的痛经。

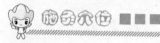 施灸穴位 ■ ■ ■

合谷穴

[**取穴**] 合谷穴位于手背虎口，在第一掌骨与第二掌骨间的凹陷处，左右手各有一穴。

[**施灸**] 温和灸。施灸者手执点燃的艾条对准穴位，距皮肤1.5～3厘米处施灸，以被施灸者感到施灸处温热、舒适为度。每日或隔日1次，每次灸10～20分钟。

[**功效**] 镇静安神，通络活血，调气镇痛。

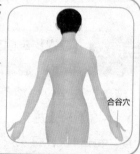

合谷穴

三阴交

[**取穴**] 三阴交穴位于小腿内侧，内踝尖直上3寸(四横指宽)、胫骨后缘处内侧缘后方，左右腿各有一穴。

[**施灸**] 温和灸。取坐位，施灸者手执点燃的艾条对准穴位，距皮肤1.5～3厘米处施灸，以被施灸者感到施灸处温热、舒适为度。每日1次，每次灸10分钟。

[**功效**] 健脾和胃，调经止带。

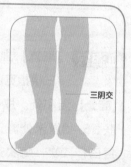

三阴交

关元穴

[**取穴**] 关元穴位于肚脐正下方3寸(四横指宽)处。

[**施灸**] 回旋灸。被施灸者取仰卧位，施灸者手执点燃的艾条对准穴位，距皮肤约3厘米处反复旋转施灸，以被施灸者感到施灸处温热、舒适为度。每日1次，每次灸30分钟。

[**功效**] 培肾固本，调气回阳。

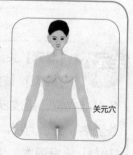

关元穴

中极穴

[取穴] 中极穴位于神阙穴(肚脐)正下方4寸(六横指宽)处。

[施灸] 回旋灸。被施灸者取仰卧位,施灸者手执点燃的艾条对准穴位,距皮肤约3厘米处反复旋转施灸,以被施灸者感到施灸处温热、舒适为度。每日1次,每次灸30分钟。

[功效] 益肾兴阳,通经止带。

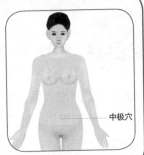
中极穴

小贴士

痛经患者的护理方法:

1.注意经期卫生,经前期及经期少吃生冷和辛辣等刺激性强的食物;

2.平时要加强体育锻炼,尤其是体质虚弱者;还应注意改善营养状态,并要积极治疗慢性疾病;

3.消除对月经的紧张、恐惧心理,解除思想顾虑,心情要愉快。可以适当参加劳动和运动,但要注意休息;

4.疼痛发作时可对症处理,可服用阿托品片及安定片,都可缓解疼痛。

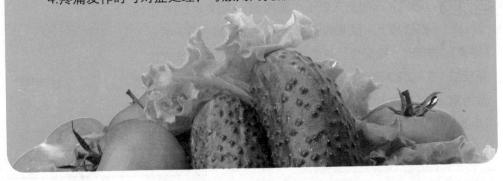

闭经

凡发育正常的女子,超过18岁尚未来潮,或已行经而又中断达三个月以上者,称为闭经。

中医将闭经称为"经闭",多由先天不足,体弱多病,或多产房劳,肾气不足,精亏血少;大病、久病、产后失血,或脾虚生化不足,冲任血少;情态失调,精神过度紧张,或受刺激,气血郁滞不行;肥胖之人,多痰多湿,痰湿阻滞冲任等引起。

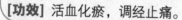

施灸穴位 ■ ■ ■

关元穴

[取穴] 关元穴位于正下方3寸（四横指宽）处。

[施灸] 回旋灸。施灸时，取仰卧位，施灸者手执点燃的艾条对准穴位，距皮肤1.5～3厘米处反复旋转施灸，以被施灸者感到温热、舒适为度。每日1次，每次灸10～15分钟。

[功效] 温阳益气，扶正固本。

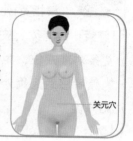

关元穴

归来穴

[取穴] 归来穴位于下腹部，当脐中下4寸，距前正中线2寸。

[施灸] 回旋灸。施灸时被施灸者取仰卧位，施灸者手执点燃的艾条对准穴位，距皮肤1.5～3厘米处，左右方向平行往反旋转施灸，以被施灸者感到温热、舒适为度。每日1次，每次灸10～15分钟。

[功效] 活血化瘀，调经止痛。

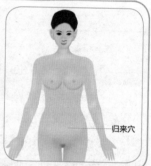

归来穴

三阴交

[取穴] 三阴交穴位于小腿内侧，内踝尖上3寸（约四横指），胫骨内侧缘后方，左右腿各有一穴。

[施灸] 施灸时，取坐位，施灸者手执点燃的艾条对准穴位，距皮肤1.5～3厘米处施灸，以被施灸者感到施灸处温热、舒适为度。每日1次，每次灸10～15分钟。

[功效] 健脾和胃，调经止带。

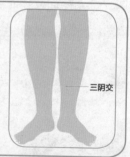

三阴交

小贴士

引起闭经的原因很多，除查明原因，给予对症治疗外，饮食也应遵循此原则。

1.体质虚弱者应多食用具有营养滋补和补血活血通络作用的食物。

2.对气滞血瘀引起的闭经，可多食行血化瘀的食物，如生姜、大枣等。

3.对极度消瘦引起的闭经者，应特别重视改变饮食习惯，消除拒食心理，加强营养的全面供给，改善身体的营养状况，使身体恢复到正常状况。

4.全面合理的营养对促进青春期女性的身体、生理发育，使体质增强，对防治闭经也会起到积极的作用。

经期头痛

经期头痛是指每逢经期或行经前后一两天，出现以头痛为主之病症。头痛剧烈者伴有恶心呕吐、头涨目眩，现代医学称之为经前期紧张症。本病多见于中年及更年期妇女。气血虚弱邪之所凑、肝郁化火、气滞血瘀导致经络气血运行受阻，不通则痛。

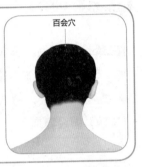

百会穴

百会穴

[取穴] 百会穴位于人体的头部，头顶正中心，可以通过两耳角直上连线中点，来简易取此穴。

[施灸] 施灸时，被施灸者取坐位，施灸者手执点燃的艾条对准穴位，距皮肤3厘米处施灸，以被施灸者感到温热、舒适为度。每日1次，每次灸10分钟。

[功效] 使阳气旺盛，有益气、生血、温中之功。

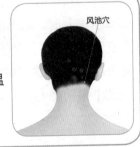

风池穴

风池穴

[取穴] 风池穴位于颈后两侧枕骨下方的凹陷处，左右各有一穴。

[施灸] 施灸时，被施灸者取坐位，施灸者手执点燃的艾条，对准穴位，距皮肤1.5～3厘米处施灸，以被施灸者感到温热、舒适为度。每日1次，每次灸10分钟。

[功效] 通经，活络，止痛。

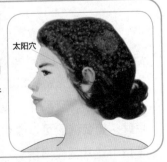

太阳穴

太阳穴

[取穴] 太阳穴在前额两侧，外眼角延长线的上方，左右各有一穴。

[施灸] 施灸时，被施灸者取坐位，施灸者手执点燃的艾条对准穴位，距皮肤1.5～3厘米处施灸，以被施灸者感到温热、舒适为度。每日1次，每次灸10分钟。

[功效] 止痛醒脑，振奋精神。

合谷穴

[取穴] 合谷穴位于手背虎口，在第一掌骨与第二掌骨间的凹陷处，左右手各有一穴。

[施灸] 温和灸。施灸者手执点燃的艾条对准穴位，距皮肤1.5~3厘米处施灸，以被施灸者感到施灸处温热为度。每日1次，每次灸10分钟。

[功效] 镇静止痛，通经活络，清热解表。

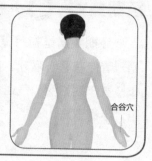

合谷穴

血海穴

[取穴] 血海穴位于大腿内侧，髌底内侧端上2寸，当股四头肌内侧头的隆起处；屈膝取穴。

[施灸] 温和灸。施灸者手执点燃的艾条对准穴位，距皮肤1.5~3厘米处施灸，以被施灸者感到施灸处温热、舒适为度。每日1次，每次灸10分钟。

[功效] 调经养血。

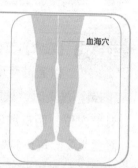

血海穴

三阴交

[取穴] 三阴交穴位于小腿内侧，内踝尖上3寸（约四横指），胫骨内侧缘后方，左右腿各有一穴。

[施灸] 施灸时，取坐位，施灸者手执点燃的艾条对准穴位，距皮肤1.5~3厘米处施灸，以被施灸者感到施灸处温热、舒适为度。每日1次，每次灸10分钟。

[功效] 滋阴降火。

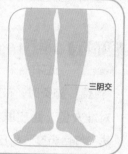

三阴交

小贴士

补充营养素，预防经期头痛：

钙和维生素D都有预防偏头痛的作用，每天可以服用500~600毫克的元素钙；镁对预防妇女经期偏头痛非常有效；含有丰富镁元素的食物主要包括：全麦类（含天然完整纤维的谷类）、稻米；非柑橘类水果如无花果；绿色蔬菜，特别是青花菜、菠菜等，如果再加200毫克的镁补充剂，预防经期偏头痛的效果会更好；葡萄糖酸可以改善大脑的氧和作用，其用法为每天两次，每次一片，含于口中让其慢慢溶解。

崩漏

妇女非周期性子宫出血，称为崩漏。其发病急骤，暴下如注，大量出血量为"崩"；病势缓，出血量少，淋漓不绝者为"漏"。多见于青春期和更年期妇女。

崩漏是妇女月经病中较为严重复杂的一个症状。月经忽然暴下不止，面色㿠白，头昏心悸，肢冷汗出，有虚脱之象为血崩；月经淋漓不断，虽然病势缓慢，同样有下血不止为漏下。

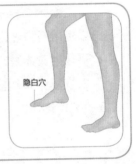

隐白穴 **[取穴]** 隐白穴位于足大趾末节内侧，距趾甲角0.1寸。

[施灸] 施灸时，取坐位，施灸者手执点燃的艾条对准穴位，距皮肤1.5～3厘米处施灸，以被施灸者感到温热、舒适为度。每日1次，每次灸10分钟。

[功效] 调经止血，健脾回阳。

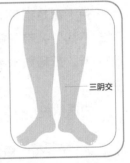

三阴交 **[取穴]** 三阴交穴位于小腿内侧，内踝尖上3寸（约四横指），胫骨内侧缘后方，左右腿各有一穴。

[施灸] 施灸时，取坐位，施灸者手执点燃的艾条对准穴位，距皮肤1.5～3厘米处施灸，以被施灸者感到施灸处温热、舒适为度。每日1次，每次灸10分钟。

[功效] 滋阴降火。

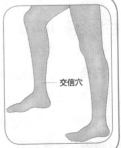

交信穴 **[取穴]** 交信穴在小腿内侧，当太溪直上2寸，复溜前0.5寸，胫骨内侧缘的后方。

[施灸] 施灸时，取坐位，被施灸者手执点燃的艾条对准穴位，距皮肤1.5～3厘米处施灸，以被施灸者感到施灸处温热、舒适为度。每日1次，每次灸10分钟。

[功效] 益肾调经。

阴交穴 [取穴] 阴交穴位于下腹部，前正中线上，当脐中下1寸。

[施灸] 施灸时，取坐位，被施灸者手执点燃的艾条对准穴位，距皮肤1.5～3厘米处施灸，以被施灸者感到施灸处温热、舒适为度。每日1次，每次灸10分钟。

[功效] 温肾益精，调理冲任。

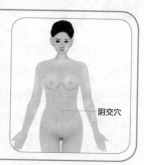

阴交穴

小贴士

崩漏的预防：

1.注意身体保健，要增加营养，多吃含蛋白质丰富的食物以及蔬菜和水果；

2.应用药物进行止血，药物止血的方法有两种，一种是使子宫内膜脱落干净，可注射黄体酮；一种是使子宫内膜生长，可注射苯甲酸雌二醇；

3.恢复卵巢功能，调节月经周期，一般连续服用己烯雌酚等药物，每天0.5～1克，连用20天，用药最后5天增加注射黄体酮，每天20毫克。

带下病 〇

带下病是指带下绵绵不断，量多腥臭，色泽异常，并伴有全身症状者，称"带下病"，带下病症见从阴道流出白色液体，或经血漏下挟有白色液体，淋漓不断，质稀如水者，称之为"白带"，还有"黄带""黑带""赤带""青带"。

中医认为，脾失健运是产生带下病的内在原因。

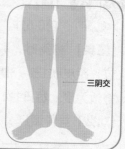

三阴交 [取穴] 三阴交穴位于小腿内侧，内踝尖直上3寸(四横指宽)、胫骨后缘处内侧缘后方，左右腿各有一穴。

[施灸] 取坐位，施灸者手执点燃的艾条对准穴位，在距皮肤1.5～3厘米处施灸，以被施灸者感到施灸处温热、舒适为度。每日1次，每次灸10分钟。

[功效] 健脾和胃，调经止带。

三阴交

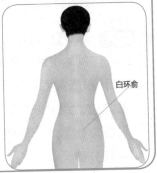

白环俞

[取穴] 白环俞穴位于第四骶后孔，骶正中嵴旁开1.5寸处，左右各有一穴。取穴时，约从脊椎骨末端向上取一横指宽，再向两侧各旁开二横指宽处就是白环俞穴。

[施灸] 回旋灸。施灸时被施灸者俯卧，施灸者手执点燃的艾条对准穴位，距皮肤1.5～3厘米处反复旋转施灸，以被施灸者感到施灸处温热、舒适为度。每日1～2次，每次灸10分钟。

[功效] 益肾固精，调理经带。

白环俞

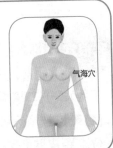

气海穴

[取穴] 气海穴位于肚脐正下方1.5寸(二横指宽)处。

[施灸] 回旋灸。被施灸者取仰卧位，施灸者手执点燃的艾条对准穴位，距皮肤1.5～3厘米处反复旋转施灸，以被施灸者感到施灸处温热、舒适为度。每日1～2次，每次灸10分钟。

气海穴

[功效] 补气益肾，涩精固本。

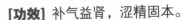

小贴士

食疗小验方：

1.鱼鳔炖猪蹄：鱼鳔20克，猪蹄1只，共放砂锅内，加适量的水，慢火炖烂调味食，每日1次；

2.扁豆止带煎：白扁豆30克，淮山30克，红糖适量；白扁豆用米泔水浸透去皮，同淮山共煮至熟，加适量红糖，每日服两次。

乳腺炎

乳腺炎是指乳腺的急性化脓性感染，是产褥期的常见病，是引起产后发热的原因之一，最常见于哺乳妇女，尤其是初产妇。哺乳期的任何时间均可发生，而哺乳的开始最为常见。

急性化脓性乳腺炎的表现症状是局部皮肤红、肿、热、痛，出现较明显的硬结，触碰时，疼痛加剧，同时伴有寒战、高热、头痛、脉快等症状。

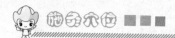

肩井穴 [取穴] 肩井穴位于后颈部第七颈椎与肩峰之间的中点，在肩部最高处，左右各有一穴。

[施灸] 被施灸者取俯卧位，施灸者手执点燃的艾条对准穴位，距皮肤1.5～3厘米处施灸，以被施灸者感到施灸处温热、舒适为度。每日1～2次，每次灸10～15分钟。

[功效] 通络止痛，活血利气。

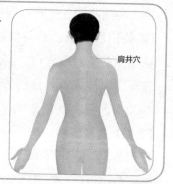

肩井穴

乳根穴 [取穴] 乳根穴位于乳房下缘，第五、六肋骨间隙，距前正中线4寸，左右各有一穴。取穴时，从乳头向下约1.5寸(二横指宽)处就是乳根穴。

[施灸] 被施灸者取平躺位，施灸者手执点燃的艾条对准穴位，距皮肤1.5～3厘米处施灸，以被施灸者感到施灸处温热、舒适为度。每日1～2次，每次灸10～15分钟。

[功效] 通乳化瘀，宣肺理气。

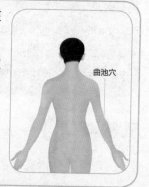

乳根穴

曲池穴 [取穴] 曲池穴位于肘横纹外侧端，屈肘时，在尺泽与肱骨外上髁连线中点，左右臂各有一穴。

[施灸] 温和灸。取坐位施灸，施灸者手执点燃的艾条对准穴位，距皮肤1．5～3厘米处施灸，以被施灸者感到施灸处温热、舒适为度。也可以用艾灸罐施灸。每日1～2次，每次灸10～15分钟。

[功效] 清热去火。

曲池穴

足三里

[取穴] 足三里穴位于外膝眼下3寸(四横指宽)、胫骨前肌上，左右腿各有一穴。

[施灸] 取坐位，施灸者手执点燃的艾条对准穴位，距皮肤1.5～3厘米处施灸，以被施灸者感到施灸处温热、舒适为度。每日1～2次，每次灸10～15分钟。

[功效] 补中益气。

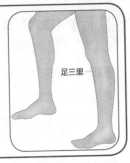

足三里

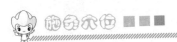

小贴士

中药外敷治疗乳腺炎：

1.鲜葱150克煎汤后，先熏后洗患病乳房，每日3～5次，2日为1疗程；

2.鲜仙人掌适量，去皮刺，捣烂外敷患处，每日1次，3日为1疗程；

3.六神丸研细末，以适量凡士林调成糊状敷于患处，每日更换1次，3日为一疗程。

乳腺增生

乳腺增生是指乳腺上皮和纤维组织增生，乳腺组织导管和乳小叶在结构上的退行性病变及进行性结缔组织的生长，其发病原因主要是由于内分泌激素失调。此病最初的表现症状是经常感觉乳房分外肿胀，并隐隐作痛，疼痛的表现常不稳定。

中医称之为乳癖，认为是由于郁怒伤肝、思虑伤脾、气滞血瘀，痰凝成核所致。

施灸穴位

阳陵泉

[取穴] 阳陵泉穴位于膝盖外侧下方1寸(大拇指横宽)、胫骨内侧突起的凹陷中，左右腿各有一穴。

[施灸] 取坐位，施灸者手执点燃的艾条对准穴位，距皮肤1.5～3厘米处施灸，以被施灸者感到施灸处温热、舒适为度。每日1次，每次灸10分钟。

[功效] 活血通络，疏调经脉。

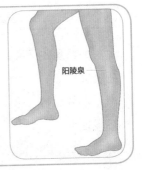

阳陵泉

膺窗穴 [取穴] 膺窗穴位于胸部第三、四肋骨间隙，距前

正中线4寸，左右各有一穴。

[施灸] 温和灸。被施灸者取坐位或卧位，施灸者手持点燃的
艾条对准穴位，距皮肤1.5~3厘米处施灸，以被施灸者感到施
灸处温热、舒适为度。每日或隔日1次，每次灸10分钟，10次
为一个疗程，休息5~7天后再灸。

[功效] 消肿清热。

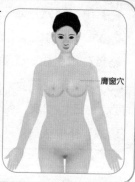

 乳根穴 [取穴] 乳根穴位于乳房下缘，第五、六肋骨间隙，

距前正中线4寸，左右各有一穴。

[施灸] 取仰卧位，施灸者手执点燃的艾条对准穴位，距皮肤
1.5~3厘米处施灸，以被施灸者感到施灸处温热、舒适为度。
每日1次，每次灸10分钟。

[功效] 通乳化瘀，宣肺理气。

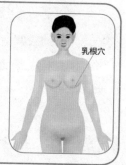

 膻中穴 [取穴] 膻中穴位于胸部正中线上，两乳头连线与胸

骨中线的交点处。

[施灸] 被施灸者仰卧，施灸者手执点燃的艾条对准穴位，距皮
肤约3厘米处施灸，以被施灸者感到施灸处温热、舒适为度。每
日1次，每次灸10分钟。

[功效] 宽胸理气，宁心安神。

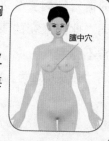

小贴士

1.鳝鱼2~3条，黑木耳3小朵，红枣10枚，生姜三片，添加佐料，如常法
红烧食用。

2.生山楂10克，橘饼7枚沸水泡之，待茶沸热时，再加入蜂蜜1~2匙，当
茶频食之。

3.黑芝麻10~15克，核桃仁5枚，蜂蜜1~2匙冲食之。

外阴瘙痒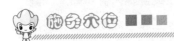

外阴瘙痒指各种炎症分泌物、尿液及任何物理或化学性刺激所引起的瘙痒，也可由体内内分泌代谢紊乱、精神、神经因素引起。

外阴瘙痒是外阴各种不同病变所引起的一种症状，但也可发生于外阴完全正常者，一般多见于中年妇女，当瘙痒严重时，患者多坐卧不安，以致影响生活和工作。

外阴瘙痒多位于阴蒂、小阴唇，也可波及大阴唇、会阴甚至肛周等皮损区。常系阵发性发作，也可为持续性的，一般夜间加剧，无原因的外阴瘙痒一般仅发生在生育年龄或绝经后妇女，多波及整个外阴部，但也可能仅局限于某部或单侧外阴，虽然瘙痒十分严重，甚至难以忍受，但局部皮肤和黏膜外观正常，或仅有因搔抓过度而出现的抓痕。

 施灸穴位 ■ ■ ■

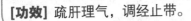

 蠡沟穴

[取穴] 蠡沟穴位于足内踝尖上5寸(七横指宽)、胫骨内侧面的中央，左右腿各有一穴。

[施灸] 温和灸。取坐位，施灸时，施灸者手执点燃的艾条对准穴位，在距皮肤1.5~3厘米处施灸，以施灸者感到施灸处温热、舒适为度。每日1次，每次灸3~15分钟，10次为一个疗程。

[功效] 疏肝理气，调经止带。

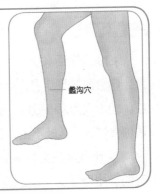

蠡沟穴

阴陵泉

[取穴] 阴陵泉位于小腿内侧，膝下胫骨内侧凹陷中，与阳陵泉相对，左右腿各有一穴。

[施灸] 温和灸。取坐位，施灸者手执点燃的艾条对准穴位，距皮肤1.5~3厘米处施灸，以被施灸者感到施灸处温热、舒适为度。每日1次，每次灸3~15分钟，10次为一个疗程。

[功效] 清利温热，益肾调经，通经活络。

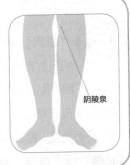

阴陵泉

三阴交

[取穴] 三阴交穴位于小腿内侧，内踝尖直上3寸(四横指宽)、胫骨后缘处内侧缘后方，左右腿各有一穴。

[施灸] 温和灸。取坐位，施灸者手执点燃的艾条对准穴位，距皮肤1.5～3厘米处施灸，以被施灸者感到施灸处温热、舒适为度，灸至皮肤产生红晕为止。每日1次，每次灸15～20分钟，10次为一个疗程。

[功效] 健脾和胃、调经止带。

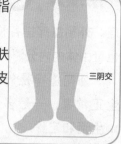
三阴交

小贴士

外阴瘙痒患者的注意事项：

注意外阴清洁。平时应准备专用洗具，做到"一人、一盆、一巾、一水"，先将小方巾置入水盆煮沸15分钟，晾温后使用，清洗外阴前应剪短指甲、清洁双手，洗毕将用具清洁晾晒；穿着宽松、透气的全棉内裤，勤洗、勤换、勤晾晒，保持外阴清洁干燥，保持卧具清洁卫生；注意月经期卫生，使用合格的卫生巾。治疗期间避免性生活，必要时，夫妻双方同时接受治疗。

妊娠呕吐

妇女受孕后40天左右出现头晕厌食、恶心呕吐、恶闻食气，或食入即吐，体倦懈怠，嗜食酸咸等症者，称为妊娠恶阻或妊娠呕吐，又名子病、病食，西医称为妊娠反应。轻者仅为恶心欲吐，为一般生理反应，只需从饮食起居加以调护即可。此病若出现停食过久，久吐不止，若不及时治疗，就可能使胎萎不长，重则可危及生命。

现代医学认为妊娠呕吐发病原因甚多，主要和精神因素、神经、内分泌因素有关。中医认为产生恶阻的主要是胃失和降，冲脉之气上逆所致。

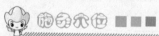

中脘穴

[取穴] 中脘穴位于上腹部，前正中线上，在肚脐正上方4寸（六横指宽）处。

[施灸] 回旋灸。施灸时被施灸者仰卧，施灸者手执点燃的艾条对准穴位，距皮肤1.5～3厘米处反复旋转施灸，以被施灸者感到施灸处温热、舒适为度。每日1次，每次灸10～15分钟，7日为一个疗程。

[功效] 调理脾胃，补中益气。

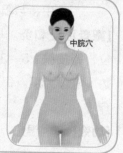
中脘穴

足三里 [取穴] 足三里穴在外膝眼下3寸（约四横指宽）的胫骨前肌上，左右脚各有一穴。

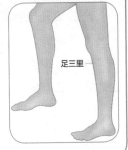

[施灸] 取坐位，施灸者手执点燃的艾条对准穴位，距皮肤1.5～3厘米处施灸，以被施灸者感到施灸处温热、舒适为度，灸至皮肤产生红晕为止。每日1次，每次灸10～15分钟，7日为一个疗程。

[功效] 有调节机体免疫力，增强抗病能力。

 内关穴 [取穴] 内关穴位于手臂内侧，腕关节横纹中央上2寸处，左右臂各有一穴。

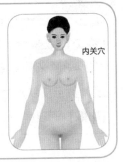

[施灸] 施灸时，取坐位，施灸者手执点燃的艾条对准穴位，距皮肤1.5～3厘米处施灸，以被施灸者感到温热、舒适为度。每日1次，每次灸10～15分钟，7日为一个疗程。

[功效] 和胃降逆，宽胸理气。

小贴士

妊娠呕吐的注意事项：

1.对妊娠及妊娠后的早孕反应有正确的认识，妊娠是一个正常的生理过程，在妊娠早期出现的轻微恶心呕吐属于正常反应，不久即可消失，不应有过重的思想负担，保持情志的安定与舒畅；

2.减少诱发因素，如烟、酒、厨房油烟的刺激，居室尽量布置得清洁、安静、舒适，避免油漆、涂料、杀虫剂等化学品的异味，呕吐后应立即清除呕吐物，以避免恶性刺激，并用温开水漱口，保持口腔清洁；

3.注意饮食卫生，饮食除注意营养及易消化之外，还应避免进食不洁、腐败、过期的食物，以免损伤肠胃；

4.保持大便的通畅，妊娠后容易出现大便秘结，应多饮水，或用凉开水冲调蜂蜜，还可以多食新鲜的蔬菜、水果，如橘子、香蕉、西瓜、生梨、甘蔗等。

产后缺乳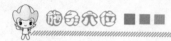

产后缺乳也称乳汁不足，指产后乳汁分泌量少或无乳，不能满足婴儿需要。常因体质虚弱、营养不良、精神抑郁等因素有关。

临床表现为产后乳汁分泌量少甚至完全无乳，乳房柔软，无胀痛、乳汁稀、或乳房胀满而疼痛，伴有发热。

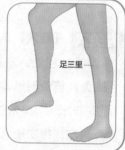

足三里穴 **[取穴]** 足三里穴在外膝眼下3寸（约四横指宽）的胫骨前肌上，左右脚各有一穴。

[施灸] 取坐位，施灸者手执点燃的艾条对准穴位，距皮肤1.5~3厘米处施灸，以被施灸者感到施灸处温热、舒适为度，灸至皮肤产生红晕为止。每日1次，每次灸5~15分钟。

[功效] 调理脾胃，补中益气。

足三里

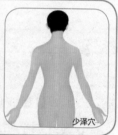

少泽穴 **[取穴]** 少泽穴位于小指尺侧指甲角旁0.1寸。

[施灸] 取坐位，施灸者手执点燃的艾条对准穴位，距皮肤1.5~3厘米，以感到施灸处温热、舒适为度，灸至皮肤产生红晕为止。每日灸1次，每次灸5~15分钟。

[功效] 清热通便，散瘀利窍。

少泽穴

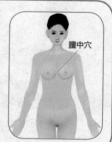

膻中穴 **[取穴]** 膻中穴位于胸部正中线上，两乳头连线与胸骨中线的交点处。

[施灸] 施灸时，被施灸者取仰卧位，施灸者手执点燃的艾条对准穴位，距皮肤3厘米处施灸，以被施灸者感到施灸处温热、舒适为度。每日1次，每次灸10分钟。

[功效] 宽胸理气，宁心安神。

膻中穴

乳根穴　[取穴] 乳根穴位于乳房下缘第五、六肋骨间隙，距前正中线4寸，左右各有一穴。

[施灸] 施灸时，取仰卧位，施灸者手执点燃的艾条对准穴位，距皮肤1.5~3厘米处施灸，以被施灸者感到施灸处温热、舒适为度。每日1次，每次灸10分钟。

[功效] 通乳化瘀，宣肺理气。

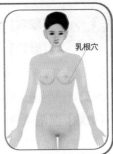

乳根穴

小贴士

1.猪蹄豆腐汤：猪蹄1个，豆腐60克，黄酒少量，葱白2根，食盐适量。将猪蹄洗净，切成小块，与葱白、豆腐同放砂锅内，加水适量，用文火煮30分钟，再倒入少量黄酒，加入少量食盐即可食用。吃豆腐，喝汤。

2.黄酒炖鲫鱼：将鲫鱼去鳞及内脏洗净，加水适量，煮至半熟，加黄酒清炖。吃鱼，喝汤，每日1次。

产后腹痛

产后腹痛，出现在产后3~5天内属于正常情况，若超过此期仍有剧烈疼痛的称为"产后腹痛"。包括腹痛和小腹痛，以小腹部疼痛最为常见。产后腹痛因产时不慎感受风寒者，有属于恶露凝结瘀滞而痛者。或有因失血过多血虚而痛者，亦有因伤食积滞而痛者。

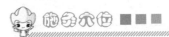

关元穴　[取穴] 关元穴位于正下方3寸（四横指宽）处。

[施灸] 回旋灸。施灸时，被施灸者取仰卧位，施灸者手执点燃的艾条穴位，距皮肤1.5~3厘米处反复旋转施灸，以被施灸者感到施灸处温热、舒适为度。每日1次，每次灸5~15分钟。

[功效] 温阳益气，扶正固本，培元补虚。

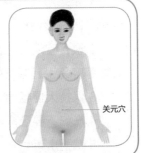

关元穴

气海穴 [取穴] 气海穴位于肚脐正下方1.5寸（二横指宽）处。

[施灸] 回旋灸。施灸时，被施灸者取仰卧位，施灸者手执点燃的艾条对准穴位，距皮肤1.5～3厘米处反复旋转施灸，以被施灸者感到施灸处温热、舒适为度。每日1次，每次灸5～15分钟。

[功效] 温阳益气，扶正固本，培元补虚。

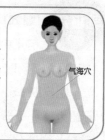
气海穴

神阙穴 [取穴] 神阙穴位于肚脐的正中。

[施灸] 回旋灸。施灸时，被施灸者取仰卧位，施灸者手执点燃的艾条对准穴位，距皮肤1.5～3厘米处反复旋转施灸，以被施灸者感到施灸处温热、舒适为度。每日1次，每次灸5～15分钟。

[功效] 温经祛寒，平和阴阳，调理气血。

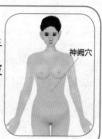
神阙穴

足三里 [取穴] 足三里穴在外膝眼下3寸（约四横指宽）的胫骨前肌上，左右脚各有一穴。

[施灸] 取坐位，施灸者手执点燃的艾条对准穴位，距皮肤1.5～3厘米处施灸，以被施灸者感到施灸处温热、舒适为度，灸至皮肤产生红晕为止。每日1次，每次灸5～15分钟。

[功效] 强壮和保健机体，改善机体对营养成分的吸收。

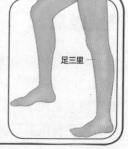
足三里

---------------------------- 小贴士 ----------------------------

产后腹痛患者的注意事项：

1.如果腹痛较重并伴高热（39℃以上），恶露秽臭色暗的，不宜自疗，应速送医院诊治；

2.饮食宜清淡，少吃生冷食物。山芋、黄豆、蚕豆、豌豆、零食、牛奶、白糖等容易引起胀气的食物，也以少食为宜；

3.保持大便畅通，便质以偏烂为宜；

4.产妇不要卧床不动，应及早起床活动，并按照体力，渐渐增加活动量。

5.禁止房事。

习惯性流产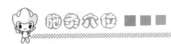

　　流产指妊娠不到28周，胎儿体重不足1000克而终止者。当自然流产连续发生3次以上时，则称为习惯性流产，中医称之"滑胎"。现代医学认为，习惯性流产多与染色体异常、生殖器官发育不良、免疫失调、内分泌功能紊乱、子宫内膜的各种感染有关。有些与母子血型不合、羊水中前列腺素增多、胎盘异常及母亲受严重精神刺激有关。中医认为本病多由气血虚弱、肾气不足、冲任不固，不能摄血养胎所致。

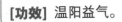

气海穴

[取穴] 气海穴位于肚脐正下方1.5寸（二横指宽）处。

[施灸] 回旋灸。施灸时，被施灸者取仰卧位，施灸者手执点燃的艾条对准穴位，距皮肤1.5～3厘米处反复旋转施灸，以被施灸者感到施灸处温热、舒适为度。每日1次，每次灸5～15分钟。

[功效] 温阳益气。

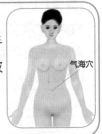

气海穴

关元穴

[取穴] 关元穴位于正下方3寸（四横指宽）处。

[施灸] 回旋灸。施灸时，被施灸者取仰卧位，施灸者手执点燃的艾条对准穴位，距皮肤1.5～3厘米处反复旋转施灸，以被施灸者感到施灸处温热、舒适为度。每日1次，每次灸5～15分钟。

[功效] 培元补虚。

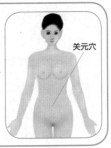

关元穴

中极穴

[取穴] 中极穴位于下腹部，前正中线上，当脐中下4寸。

[施灸] 回旋灸。施灸时，被施灸者取仰卧位，施灸者手执点燃的艾条对准穴位，距皮肤1.5～3厘米处反复旋转施灸，以被施灸者感到施灸处温热、舒适为度。每日1次，每次灸5～15分钟。

[功效] 募集膀胱经水湿。

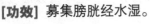
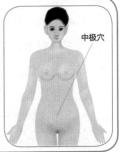

中极穴

曲骨穴

[取穴] 曲骨穴位于腹部中线，耻骨联合上缘凹陷处取穴。

[施灸] 回旋灸。施灸时，被施灸者取仰卧位，施灸者手执点燃的艾条对准穴位，距皮肤1.5～3厘米处反复旋转施灸，以被施灸者感到施灸处温热、舒适为度。每日1次，每次灸5～15分钟。

[功效] 通利小便，调经止痛。

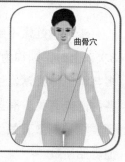

肾俞穴

[取穴] 肾俞穴位于背部的中点，第二腰椎棘突下旁开二横指处。左右各有一穴。

[施灸] 回旋灸。施灸时，被施灸者取仰卧位，施灸者手执点燃的艾条对准穴位，距皮肤1.5～3厘米处反复旋转施灸，以被施灸者感到施灸者温热、舒适为度。每日1次，每次灸5～15分钟。

[功效] 滋阴补肾。

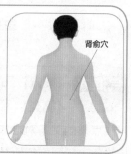

小贴士

习惯性流产妇女保胎要领：

1.生活规律：孕妇一定要养成良好的生活习惯，作息要有规律，最好每日保证睡够8小时，并适当活动。

2.合理饮食：孕妇要注意选食富含各种维生素及微量元素、易于消化的食品，如各种蔬菜、水果、豆类、蛋类、肉类等。胃肠虚寒者，慎服性味寒凉的食品，如绿豆、白木耳、莲子等；体质阴虚火旺者，慎服雄鸡、牛肉、狗肉、鲤鱼等易使人上火的食品。

3.注意个人卫生：孕妇应勤洗澡、勤换内衣，但不宜盆浴、游泳，沐浴时注意不要着凉。要特别注意阴部清洁，可每晚用洁净温水清洗外阴部，以防止病菌感染。

4.保持心情舒畅：孕妇要注意调节自己的情绪，尽量保持心情舒畅，避免各种不良刺激，消除紧张、烦闷、恐惧心理。

5.定期做产前检查：孕妇在妊娠中期就应开始定期进行产前检查，以便及时发现和处理妊娠中的异常情况，确保胎儿健康发育。

6.慎房事：对有自然流产史的孕妇来说，妊娠三个月以内、七个月以后应避免房事，习惯性流产者，此期应严禁房事。

盆腔炎

盆腔炎是女性常见病之一，是指女性盆腔生殖器官、子宫周围的结缔组织及盆腔腹膜的炎症。此病常分为急性和慢性两种，其表现症状也不同。急性盆腔炎表现为下腹疼痛、发热、寒战、头痛、食欲不振、体温高、心率快、下腹部有肌紧张、压痛及反跳痛，阴道有大量的脓性分泌物，穹隆有明显触痛，子宫及双附件有压痛、反跳痛，或一侧附件增厚。慢性盆腔炎全身症状多不明显，可有低热、易感疲乏、伴下腹坠腰痛等症状，子宫常呈后位，活动受限，或粘连固定。

 施灸穴位 ■ ■ ■

足三里

[取穴] 足三里穴位于外膝眼下3寸(四横指宽)、胫骨前肌上，左右腿各有一穴。

[施灸] 温和灸。施灸者手执点燃的艾条对准穴位，距皮肤1.5~3厘米处施灸，以被施灸者感到施灸处温热为度，灸至皮肤产生红晕为止。每日1次，每次灸5~15分钟。

[功效] 强壮和保健机体，改善机体对营养成分的吸收。

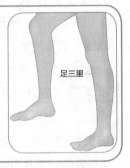

足三里

子宫穴

[取穴] 子宫穴位于下腹部，脐中下4寸(六横指宽)处，距前正中线3寸(四横指宽)处，左右各有一穴。

[施灸] 温和灸。被施灸者平卧，施灸者手执点燃的艾条对准穴位，距皮肤1.5~3厘米处施灸，以被施灸者感到施灸处温热、舒适为度。每日1次，每次灸5~15分钟。

[功效] 活血化瘀。

子宫穴

三阴交

[取穴] 三阴交穴位于小腿内侧，内踝尖直上3寸(四横指宽)、胫骨后缘处内侧缘后方，左右腿各有一穴。

[施灸] 温和灸。施灸者手执点燃的艾条对准穴位，距皮肤1.5~3厘米处施灸，以被施灸者感到施灸处温热、舒适为度，灸至皮肤产生红晕为止。每日1次，每次灸5~15分钟。

[功效] 健脾和胃，调经止带。

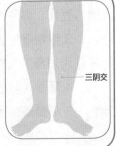

三阴交

关元穴

[取穴] 关元穴位于肚脐正下方3寸（四横指宽）。

[施灸] 温和灸。被灸者取仰卧位，施灸者手执点燃的艾条对准穴位，距皮肤1.5～3厘米处施灸，以被施灸者感到施灸处温热、舒适为度。每日1次，每次灸5～15分钟。

[功效] 培肾固本，调气回阳。

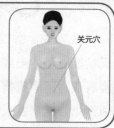

关元穴

归来穴

[取穴] 归来穴位于脐下4寸，距前正中线2寸（三横指宽）处，左右各有一穴。

[施灸] 温和灸。被灸者取仰卧位，施灸者手执点燃的艾条对准穴位，距皮肤1.5～3厘米处施灸，以被施灸者感到施灸处温热、舒适为度。每日1次，每次灸5～15分钟。

[功效] 调和气血，滋阴补肾。

归来穴

关元俞

[取穴] 关元俞位于第五腰椎棘突下，旁开1.5寸，左右各有一穴。

[施灸] 温和灸。被施灸者取俯卧位，施灸者手执点燃的艾条对准穴位，距皮肤1.5～3厘米处施灸，以被灸者感到施灸处温热，舒适为度。每日1次，每次灸5～15分钟。

[功效] 培补元气。

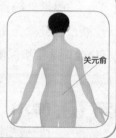

关元俞

小贴士

盆腔炎患者家庭治疗护理：

1.注意个人卫生，加强经期、产后、流产后的个人卫生，勤换内裤及卫生巾，避免受风寒，不宜过度劳累；

2.多吃清淡的食物，饮食应以清淡食物为主。多食有营养的食物，如：鸡蛋、豆腐、赤豆、菠菜等。忌食生、冷和刺激性的食物；

3.经期避免性生活，月经期忌房事，以免感染。月经垫要注意清洁卫生，最好用消毒卫生纸；

4.喝水，盆腔炎容易导致身体发热，所以要注意多喝水以降低体温；

5.尽量避免不必要的妇科检查，以免扩大感染，引起炎症扩散。

宫颈炎 ○

　　宫颈炎是育龄妇女的常见病，有急性和慢性两种。急性宫颈炎常与急性子宫内膜炎或急性阴道炎同时存在，但以慢性宫颈炎多见。主要表现为白带增多，呈黏稠的黏液或脓性黏液，有时可伴有血丝或夹有血丝。长期慢性机械性刺激是导致宫颈炎的主要诱因。

 施灸穴位 ■■■

带脉穴

[取穴] 带脉穴位于侧腹部，在第十一肋骨游离端下方垂线与脐水平线的交点上，章门穴下方2寸处，左右各有一穴。

[施灸] 温和灸。被施灸者仰卧位，施灸者手执点燃的艾条对准穴位，距皮肤1.5～3厘米处施灸，以被施灸者感到施灸处温热、舒适为度。每日1次，每次灸5～15分钟。

[功效] 排毒，调治内分泌的不平衡。

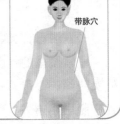
带脉穴

三阴交

[取穴] 三阴交穴位于小腿内侧，内踝尖直上3寸(四横指宽)、胫骨后缘处内侧缘后方，左右腿各有一穴。

[施灸] 施灸时，取坐位，施灸者手执点燃的艾条对准穴位，距皮肤1.5～3厘米处施灸，以被施灸者感到施灸处温热、舒适为度。每日1次，每次灸5～15分钟。

[功效] 调整机体的阴阳平衡。

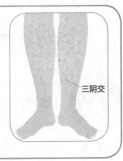
三阴交

足三里

[取穴] 足三里穴位于外膝眼下3寸(4横指宽)、胫骨前肌上，左右腿各有一穴。

[施灸] 温和灸。施灸时，取坐位，施灸者手执点燃的艾条对准穴位，距皮肤1.5～3厘米处施灸，以被施灸者感到施灸处温热、舒适为度。每日1次，每次灸5～15分钟。

[功效] 强壮和保健机体，改善机体对营养成分的吸收，增强免疫能力。

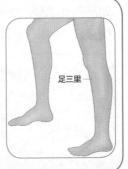
足三里

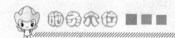

小贴士

宫颈炎患者日常生活的注意事项：

1.保证休息，多食水果、蔬菜及清淡食物；

2.注意经期卫生和外阴清洁，防止炎症发生；

3.注意产褥期卫生，避免感染；

4.慢性宫颈炎，尤其是宫颈糜烂在治疗前，应先做宫颈刮片，排除早期宫颈癌；

5.治疗期间严忌房事。

6.久治不愈者，必要时可接受手术治疗。

子宫脱垂

子宫脱垂，又名"阴挺"。多发于产后妇女。

子宫脱垂的程度分级如下：Ⅰ度轻：子宫颈距处女膜缘少于4厘米，但未达处女膜缘；Ⅰ度重：子宫颈已达处女膜缘，于阴道口即可见到。Ⅱ度轻：子宫颈已脱出阴道外，但子宫体尚在阴道内；Ⅱ度重：子宫颈及部分于宫体已脱出阴道口外。Ⅲ度：子宫颈及子宫体全部脱出阴道口外。

子宫穴 **[取穴]** 子宫穴位于下腹部，脐中下4寸(六横指宽)，距前正中线3寸(四横指宽)处，左右各有一穴。

[施灸] 温和灸。施灸时，被施灸者取仰卧位，施灸者手热点燃的艾条对准穴位，距皮肤1.5～3厘米处施灸，以被施灸者感到施灸处温热、舒适为度。每日1次，每次灸20～30分钟。

[功效] 加强子宫的提升收缩能力。

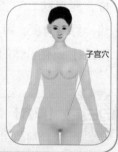

子宫穴

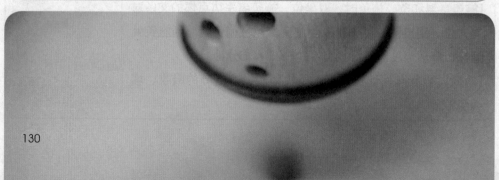

三阴交 [取穴] 三阴交穴位于小腿内侧，内踝尖直上3寸(四横指宽)、胫骨后缘处内侧缘后方，左右腿各有一穴。

[施灸] 温和灸。施灸时，取坐位，施灸者手执点燃的艾条对准穴位，距皮肤1.5～3厘米处施灸，以被施灸者感到施灸处温热、舒适为度。每日1次，每次灸20～30分钟。

[功效] 益气，活血，通经。

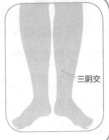

 足三里 [取穴] 足三里穴位于外膝眼下3寸(四横指宽)、胫骨前肌上，左右腿各有一穴。

[施灸] 温和灸。施灸时，取坐位，施灸者手执点燃的艾条对准穴位，距皮肤1.5～3厘米处施灸，以被施灸者感到施灸处温热、舒适为度，灸至皮肤产生红晕为止。每日1次，每次灸20～30分钟。

[功效] 能使气血通畅。

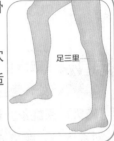

小贴士

子宫脱垂的家庭护理：

1. 注意卧床休息，睡时宜垫高臀部或脚部，抬高二块砖的高度；
2. 产后不过早下床活动，特别不能过早地参加重体力劳动；
3. 避免长期站立或下蹲、屏气等增加腹压的动作；
4. 保持大小便的通畅；
5. 哺乳期不应超过两年，以免子宫及其支持组织萎缩；
6. 适当进行身体锻炼，提高身体素质；
7. 增加营养，多食有补气、补肾作用的食品；
8. 节制房事。

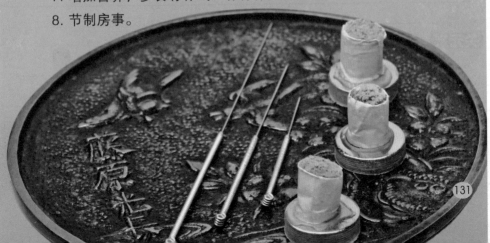

子宫肌瘤

子宫肌瘤又称子宫平滑肌瘤，是女性生殖器最常见的一种良性肿瘤。多无症状，少数表现为阴道出血，腹部触及肿物以及压迫症状等。

子宫肌瘤一般没有不适的感觉，只有在进行宫腔检查时才会发现。月经改变是其最常见的症状，主要表现为月经周期缩短、经量增多、经期延长、不规则阴道流血等。同时，腹部胀大，伴有下坠感。白带增多，有时会产生大量脓血性排液及腐肉样组织排出，伴臭味。

子宫穴

[取穴] 子宫穴位于下腹部，脐中下4寸(六横指宽)处，距前正中线3寸(四横指宽)处，左右各有一穴。

[施灸] 回旋灸。被施灸者取仰卧位，施灸者手执点燃的艾条对准穴位，距皮肤1.5～3厘米处反复旋转施灸，以被施灸者感到施灸处温热、舒适为度。每日1次，每次灸20～30分钟。

[功效] 行气活血，理气止痛。

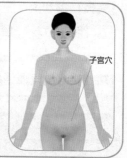

子宫穴

气海穴

[取穴] 气海穴位于肚脐正下方1.5寸(二横指宽)处。

[施灸] 回旋灸。被施灸者取仰卧位，施灸者手执点燃的艾条对准穴位，距皮肤1.5～3厘米处反复旋转施灸，以被施灸者感到施灸处温热、舒适为度。每日1～2次，每次灸10分钟。

[功效] 温阳益气，扶正固本，培元补虚。

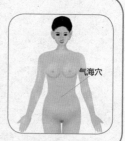

气海穴

关元穴

[取穴] 关元穴位于肚脐正下方3寸(四横指宽)处。

[施灸] 回旋灸。被施灸者取仰卧位，施灸者手执点燃的艾条对准穴位，距皮肤1.5～3厘米处反复旋转施灸，以被施灸者感到施灸处温热、舒适为度。每日1次，每次灸20～30分钟。

[功效] 固本温中。

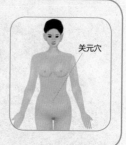

关元穴

太冲穴

[取穴] 位于脚背面，第一、二脚趾根部结合处后方的凹陷处，左右脚各有一穴。

[施灸] 温和灸。取坐位，施灸者手执点燃的艾条对准穴位，距皮肤1.5～3厘米施灸，以被施灸者感到施灸处温热，舒适为度。每日1次，每次灸20分钟。

[功效] 行气解郁。

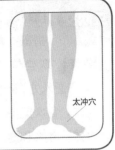

太冲穴

小贴士

预防子宫肌瘤应做好以下注意事项：

1. 防止过度疲劳，经期尤须注意休息；

2. 多吃蔬菜、水果，少食辛辣食品；

3. 保持外阴清洁、干燥，内裤宜宽大。若白带过多，应注意随时冲洗外阴；

4. 如果月经量过多，要多吃富含铁质的食物，以防缺铁性贫血。

更年期综合征

更年期综合征是由雌激素水平下降而引起的一系列症状。更年期妇女，由于卵巢功能减退，垂体功能亢进，分泌过多的促性腺激素，引起植物神经功能紊乱，从而出现一系列程度不同的症状，如月经变化、面色潮红、心悸、失眠、乏力、抑郁、多虑、情绪不稳定，易激动，注意力难于集中等，称为"更年期综合征"。

中医认为更年期综合征是肾气不足，天癸衰少，以至阴阳平衡失调造成。

  施灸穴位 ■■■

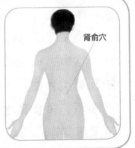

肾俞穴

肾俞穴

[取穴] 肾俞穴位于第二腰椎棘突下旁开1.5寸处，左右各有一穴。

[施灸] 取俯卧位，施灸者手执点燃的艾条对准穴位，距皮肤1.5～3厘米处施灸，以被施灸者感到施灸处温热、舒适为度。每日或隔日灸1次，每次灸5～15分钟。

[功效] 益肾助阳，纳气利水。

三阴交 [取穴] 三阴交穴位于小腿内侧，内踝尖直上3寸（四横指宽）、胫骨后缘处内侧缘后方，左右腿各有一穴。

[施灸] 取坐位，施灸者手执点燃的艾条对准穴位，距皮肤1.5～3厘米处施灸，以被施灸者感到施灸处温热、舒适为度。每日1次，每次灸10～15分钟。

[功效] 健脾和胃，活血，通经。

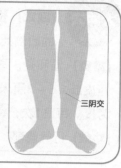

三阴交

中极穴 [取穴] 中极穴位于神阙穴（肚脐）正下方4寸（六横指宽）处。

[施灸] 回旋灸。被施灸者平卧，施灸者手执点燃的艾条对准穴位，距皮肤约3厘米处反复旋转施灸，以被施灸者感到施灸处温热、舒适为度。每日1次，每次灸10～15分钟。

[功效] 益肾兴阳，通经止带。

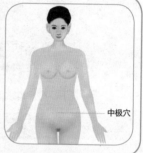

中极穴

小贴士

更年期综合征的调养：

1.更年期综合征的起居调养法。生活应有规律，注意劳逸结合，保证充足的睡眠，但不宜过多卧床休息；

2.更年期综合征的心理调养法。不必过分焦虑，要解除思想负担，保持豁达、乐观的情绪；

3.更年期综合征的饮食调养法。饮食方面应适当限制高脂肪食物及糖类食物，少吃盐，不吸烟，不喝酒，多食富含蛋白质的食物及瓜果蔬菜等。

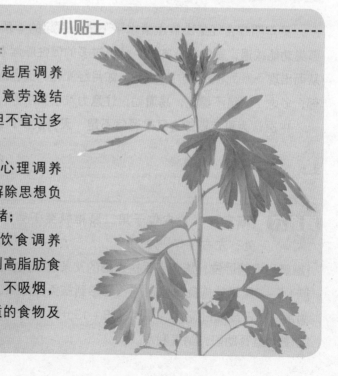

不孕症 ◯

　　育龄期妇女，夫妻同居两年以上，男方生殖功能正常，未避孕而不怀孕；或曾有过妊娠，又间隔两年以上，未避孕而不再受孕均称为不孕症。本病主要是由于肾气不足，或冲任气血失调所致。

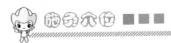

关元穴

[**取穴**] 关元穴位于正下方3寸（四横指宽）处。

[**施灸**] 回旋灸。施灸时被施灸者取仰卧位，施灸者手执点燃的艾条对准穴位，距皮肤1.5～3厘米处施灸，反复旋转施灸，以被施灸者感到施灸者温热、舒适为度。每日1次，每次灸10～20分钟。

[**功效**] 温阳益气，扶正固本，培元补虚。

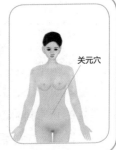

关元穴

气海穴

[**取穴**] 气海穴位于肚脐正下方1.5寸（二横指宽）处。

[**施灸**] 回旋灸。施灸时被施灸者取仰卧位，施灸者手执点燃的艾条对准穴位，距皮肤1.5～3厘米处反复旋转施灸，以被施灸者感到施灸处温热、舒适为度。每日1次，每次灸10～20分钟。

[**功效**] 温阳益气。

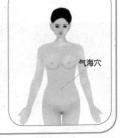

气海穴

三阴交

[**取穴**] 三阴交穴位于小腿内侧，内踝尖上3寸（约四横指），胫骨内侧缘后方，左右腿各有一穴。

[**施灸**] 施灸时，取坐位，施灸者手执点燃的艾条对准穴位，距皮肤1.5～3厘米处施灸，以被施灸者感到施灸处温热、舒适为度。每日1次，每次灸10分钟。

[**功效**] 健脾和胃，调经止带。

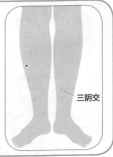

三阴交

足三里

[取穴] 足三里穴在外膝眼下3寸（约四横指宽）的胫骨前肌上，左右脚各有一穴。

[施灸] 取坐位，施灸者手执点燃的艾条对准穴位，距皮肤1.5～3厘米处施灸，以被施灸者感到施灸处温热、舒适为度，灸至皮肤产生红晕为止。每日1次，每次灸10分钟。

[功效] 有调节机体免疫力，增强抗病能力。

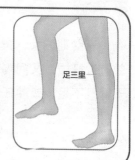

足三里

------------------------------ **小贴士** ------------------------------

会引起女子不孕的食物：

1.咖啡；

2.胡萝卜，妇女过多吃胡萝卜后，摄入的大量胡萝卜素会引起闭经和抑制卵巢的正常排卵功能。因此，欲生育的妇女不宜多吃胡萝卜；

3.酒精，女性可导致月经不调、闭经、卵子生成变异、无性欲或停止排卵等；

4.大蒜，多食大蒜克伐人的正气，还有明显的杀灭精子的作用，育龄青年如食用过多，对生育有着不利的影响，故不宜多食；

5.烤牛羊肉。

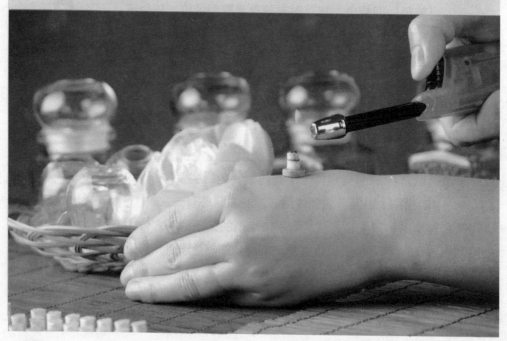

遗精 ◯

遗精是未婚男子常见的生理现象，遗精可以发生在睡眠状态中，称"遗精"；也可以发生于清醒状态中，称"滑精"。遗精的频度个体之间差异极大，可从一两个星期一次到四五个星期一次不等。在有规则的性生活时，经常出现遗精、遗精过于频繁或在非性活动时的思维及接触就出现遗精则是病理现象。

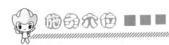 施灸穴位 ■■■

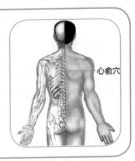

心俞穴

[取穴] 心俞穴位于背部肩胛骨内侧，第五胸椎棘突下旁1.5寸（二横指宽）处，左右各有一穴。

[施灸] 施灸时，被施灸者俯卧，施灸者手执点燃的艾条对准穴位，距皮肤1.5～3厘米处施灸，灸至皮肤产生红晕为止。每日1次，每次灸10～20分钟。

[功效] 宽胸理气，宁心安神。

心俞穴

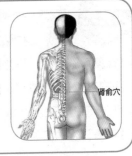

肾俞穴

[取穴] 肾俞穴位于背部的中点，第二腰椎棘突下旁开二横指处。左右各有一穴。

[施灸] 温和灸。施灸时被施灸者俯卧，施灸者手执点燃的艾条对准穴位，距皮肤1.5～3厘米处施灸，灸至皮肤产生红晕为止。每日1次，每次灸10～20分钟。

[功效] 益肾助阳，纳气利水。

肾俞穴

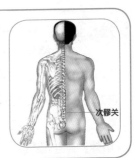

 次髎穴

[取穴] 次髎穴位于骶部，在髂骨后上棘下方第二骶后孔中。

[施灸] 施灸时，被施灸者俯卧，施灸者手执点燃的艾条对准穴位，距皮肤1.5～3厘米处施灸，灸至皮肤产生红晕为止。每日1次，每次灸10～20分钟。

[功效] 健脾除湿。

次髎关

关元穴 [取穴] 关元穴位于正下方3寸（四横指宽）处。

[施灸] 回旋灸。施灸时被施灸者平卧，施灸者手执点燃的艾条对准穴位，距皮肤1.5～3厘米处施灸，左右方向平行往反复旋转施灸，以被施灸者感到施灸者温热、舒适为度。每日1次，每次灸10～20分钟。

[功效] 固本温中。

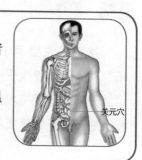

大赫穴 [取穴] 大赫穴位于位于下腹部，当脐中下4寸，前正中线旁开0.5寸。

[施灸] 回旋灸。施灸时被施灸者平卧，施灸者手执点燃的艾条对准穴位，距皮肤1.5～3厘米处反复旋转施灸，以被施灸者感到施灸者温热、舒适为度。每日1次，每次灸10～20分钟。

[功效] 益肾助阳。

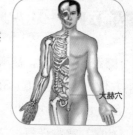

 [取穴] 内关穴位于手臂内侧，腕关节横纹中央上2寸处，左右臂各有一穴。

[施灸] 施灸时，取坐位，施灸者手执点燃的艾条对准穴位，距皮肤1.5～3厘米处施灸，以被施灸者感到温热、舒适为度。每日1～2次，每次灸10～20分钟。

[功效] 益气安神。

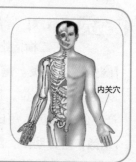

 [取穴] 神门穴位于腕横纹尺侧端，尺侧腕屈肌腱的桡侧凹陷处。

[施灸] 施灸时，取坐位，手执点燃的艾条对准穴位，距皮肤1.5～3厘米处施灸，以被施灸者感到施灸者温热、舒适为度。每日1～2次，每次灸10～20分钟。

[功效] 补益心气。

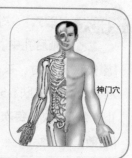

阴陵泉

[取穴] 阴陵泉穴位于小腿内侧，膝下胫骨内侧凹陷中，与阳陵泉相对，左右腿各有一穴。

[施灸] 温和灸。施灸时，取坐位，施灸者手执点燃的艾条对准穴位，距皮肤1.5~3厘米处施灸，以被施灸者感到施灸者温热、舒适为度。每日1~2次，每次灸10~20分钟。

[功效] 健脾理气，益肾调经。

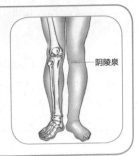
阴陵泉

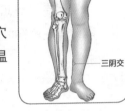

三阴交

[取穴] 三阴交穴位于小腿内侧，内踝尖上3寸（约四横指），胫骨内侧缘后方，左右腿各有一穴。

[施灸] 施灸时，取坐位，施灸者手执点燃的艾条对准穴位，距皮肤1.5~3厘米处施灸，以被施灸者感到施灸处温热、舒适为度。每日1次，每次灸10分钟。

[功效] 滋阴降火。

三阴交

太溪穴

[取穴] 太溪穴位于内脚踝骨突出部位的正后方的凹陷处，示指按压时，会感觉到剧烈疼痛的取穴，左右脚各有一穴。

[施灸] 温和灸。施灸时，取坐位，施灸者手执点燃的艾条对准穴位，距皮肤1.5~3厘米处施灸，以被施灸者感到施灸者温热、舒适为度。每日1~2次，每次灸10~20分钟。

[功效] 调和气血。

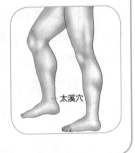
太溪穴

然谷穴

[取穴] 然谷穴位于内踝前下方，足舟骨粗隆下方凹陷中。

[施灸] 施灸时，取坐位，施灸者手执点燃的艾条对准穴位，距皮肤1.5~3厘米处施灸，以被施灸者感到施灸者温热、舒适为度。每日1~2次，每次灸10~20分钟。

[功效] 益肾调经。

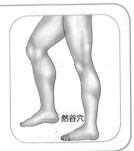
然谷穴

小贴士

遗精预防保健很重要，现介绍几点保健常识：

1.勿把生理现象视为疾病，增加精神负担。成人未婚或婚后久别1~2周出现一次遗精，遗精后并无不适，这是生理现象。

2.既病之后，不要过分紧张。遗精时不要中途忍精，不要用手捏住阴茎不使精液流出，以免败精贮留精宫，变生它病。遗精后不要受凉，更不要用冷水洗涤，以防寒邪乘虚而入。

3.消除杂念。不看色情书画、录像、电影、电视。适当参加体育活动、体力劳动和文娱活动，增强体质，陶冶情操。

4.慎起居。少进烟、酒、茶、咖啡、葱、蒜等刺激性食品。不用烫水洗澡，睡时宜屈膝侧卧位，被褥不宜过厚，内裤不宜过紧。

阳痿

阳痿又称勃起功能障碍，是指男子在有性欲与性交要求情况下，阴茎不能正常勃起或虽有勃起反应，但不能插入阴道内完成性交功能者。

阳痿是男性性功能障碍的常见疾病之一，发病率约10%。引起阳痿的原因较复杂。医学家将精神、心理因素引起，而无明显器质性病因所致的阳痿称之为功能性阳痿(也叫精神性和心理性阳痿)。有较明显的器质性原因，如神经、血管、内分泌疾病等因素引起的阳痿称为器质性阳痿。

阳痿的发病有原发性和继发性两种。原发性阳痿表现为阴茎从未进入阴道进行性交；继发性阳痿则指有过成功的性交，但后来发生障碍。

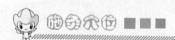

心俞穴

[取穴] 心俞穴位于背部肩胛骨内侧，第五胸椎棘突下旁1.5寸（二横指宽）处，左右各有一穴。

[施灸] 施灸时，被施灸者俯卧，施灸者手执点燃的艾条对准穴位，距皮肤1.5~3厘米处施灸，灸至皮肤产生红晕为止。每日1次，每次灸10~20分钟。

[功效] 宽胸理气，宁心安神。

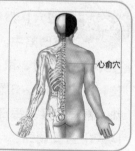

心俞穴

肾俞穴

[取穴] 肾俞穴位于背部的中点，第二腰椎棘突下旁开二横指处。左右各有一穴。

[施灸] 温和灸。施灸时，被施灸者俯卧，施灸者手执点燃的艾条对准穴位，距皮肤1.5～3厘米处施灸，灸至皮肤产生红晕为止。每日1次，每次灸10～20分钟。

[功效] 益肾助阳，纳气利水。

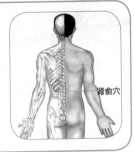

肾俞穴

 命门穴

[取穴] 命门穴位于腰部，在后正中线，第二腰椎棘突下凹陷处，即肚脐的正后方。

[施灸] 施灸时，被施灸者俯卧，施灸者手执点燃的艾条对准穴位，距皮肤1.5～3厘米处施灸，灸至皮肤产生红晕为止。每日1次，每次灸10～20分钟。

[功效] 温肾助阳。

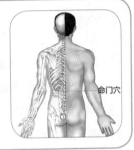

命门穴

 腰阳关

[取穴] 腰阳关穴位于第四腰椎棘突下凹陷处。

[施灸] 施灸时，被施灸者俯卧，施灸者手执点燃的艾条对准穴位，距皮肤1.5～3厘米处施灸，灸至皮肤产生红晕为止。每日1次，每次灸10～20分钟。

[功效] 培补元气。

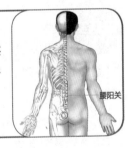

腰阳关

 神阙穴

[取穴] 神阙穴位于肚脐的正中。

[施灸] 回旋灸。被施灸者仰卧，施灸者手执点燃的艾条对准穴位，距皮肤3厘米处反复旋转施灸，以被施灸者感到施灸者温热、舒适为度。每日1次，每次灸10～20分钟。

[功效] 温经祛寒，平和阴阳，调理气血。

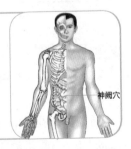

神阙穴

关元穴

[取穴] 关元穴位于正下方3寸（四横指宽）处。

[施灸] 回旋灸。施灸时，被施灸者取仰卧位，施灸者手执点燃的艾条对准穴位，距皮肤1.5～3厘米处反复旋转施灸，以被施灸者感到施灸者温热、舒适为度。每日1次，每次灸10～20分钟。

[功效] 温阳益气。

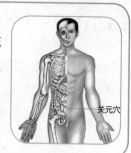

关元穴

中极穴

[取穴] 中极穴位于下腹部，前正中线上，当脐中下4寸。

[施灸] 施灸时，被施灸者取仰卧位，施灸者手执点燃的艾条对准穴位，距皮肤1.5～3厘米处施灸，以被施灸者感到施灸者温热、舒适为度。每日1次，每次灸10～20分钟。

[功效] 温肾助阳。

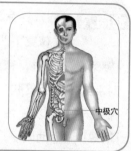

中极穴

三阴交

[取穴] 三阴交穴位于小腿内侧，内踝尖上3寸（约四横指），胫骨内侧缘后方，左右腿各有一穴。

[施灸] 施灸时，取坐位，施灸者手执点燃的艾条对准穴位，距皮肤1.5～3厘米处施灸，以被施灸者感到施灸处温热、舒适为度。每日1次，每次灸10～20分钟。

[功效] 滋阴降火。

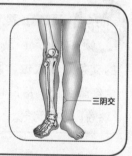

三阴交

太溪穴

[取穴] 太溪穴在内脚踝骨突出部位正后方的凹陷处，示指按压时会感觉到剧烈疼痛，左右脚各有一穴。

[施灸] 取坐位，施灸者手执点燃的艾条对准穴位，距皮肤1.5～3厘米处施灸，以被施灸者感到施灸处温热、舒适为度。每日1次，每次灸10～20分钟。

[功效] 滋阴壮肾。

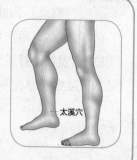

太溪穴

小贴士

阳痿患者的饮食原则：

1.饮食以软食为主，适当进食滋养性食物，如蛋类、骨汤、莲子、核桃等；

2.宜进食壮阳食物，首选韭杞茶，麻雀、狗肉、鸡肉、海虾、海马、羊肾、乌龟、泥鳅、河虾、鹌鹑蛋、麻雀蛋、海参、金樱子、韭菜、蛇床子等；

3.宜补充锌，含锌较多的食物如牡蛎、牛肉、鸡肝、蛋、花生米等；

4.宜多吃动物内脏；

5.宜常吃含精氨酸较多的食物，如山药、银杏、鳝鱼、海参、墨鱼、章鱼等；

6.不要酗酒；

7.不食肥腻、过甜、过咸的食物。

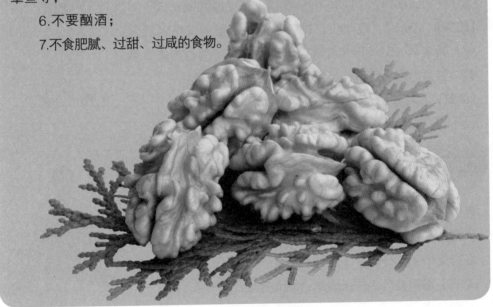

前列腺炎

前列腺炎是成年男性最常见的疾病。20～40岁发病率最高，往往继发于体内感染病灶(尿路感染，精囊炎，附睾炎)，但同时又是其他泌尿男性生殖系感染的根源。临床表现为尿道经常有白色黏液分泌，排尿与大便后，尿道内不适，会阴及肛门部坠胀，耻骨上隐痛，腰背酸痛放射到腹股沟、睾丸及大腿部。部分病人还可表现为性欲减退、早泄、阳痿、遗精等。

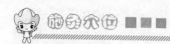

阴陵泉

[取穴] 阴陵泉穴位于小腿内侧，膝下胫骨内侧凹陷中，与阳陵泉相对，左右腿各有一穴。

[施灸] 温和灸。施灸时取坐位，施灸者手执点燃的艾条对准穴位，距皮肤1.5~3厘米处施灸，以被施灸者感到施灸者温热、舒适为度。每日灸1~2次，每次灸10~30分钟。

[功效] 健脾理气，益肾调经。

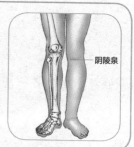

阴陵泉

三阴交

[取穴] 三阴交穴位于小腿内侧，内踝尖上3寸（约四横指），胫骨内侧缘后方，左右腿各有一穴。

[施灸] 施灸时，取坐位，施灸者手执点燃的艾条对准穴位，距皮肤1.5~3厘米处施灸，以被施灸者感到施灸处温热、舒适为度。每日1~2次，每次灸10~30分钟。

[功效] 滋阴降火。

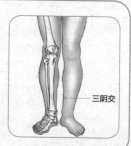

三阴交

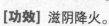

气海穴

[取穴] 气海穴位于肚脐正下方1.5寸（二横指宽）处。

[施灸] 回旋灸。施灸时被施灸者取仰卧位，施灸者手执点燃的艾条对准穴位，距皮肤1.5~3厘米处反复旋转施灸，以被施灸者感到温热、舒适为度。每日1~2次，每次灸10~30分钟。

[功效] 温阳益气，扶正固本，培元补虚。

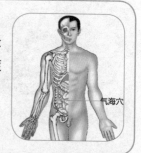

气海穴

中极穴

[取穴] 中极穴位于下腹部，前正中线上，当脐中下4寸。

[施灸] 此穴需两人配合施灸，施灸时，被施灸者取仰卧位，施灸者手执点燃的艾条对准穴位，距皮肤1.5~3厘米处施灸，以被施灸者感到温热、舒适为度。每日1~2次，每次灸10~30分钟。

[功效] 益肾助阳。

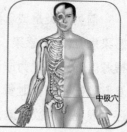

中极穴

曲泉穴

[取穴] 曲泉穴位于膝内侧，屈膝，当膝关节内侧端，股骨内侧髁的后缘，半腱肌、半膜肌止端的前缘凹陷处。

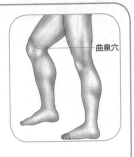

[施灸] 施灸时取坐位，施灸者手执点燃的艾条对准穴位，距皮肤1.5～3厘米处施灸，以被施灸者感到施灸处温热、舒适为度。每日1～2次，每次灸10～30分钟。

[功效] 疏肝理气。

太冲穴

[取穴] 太冲穴位于手脚背面，第一、二脚趾跟部结合处后方的凹陷处，左右脚各有一穴。

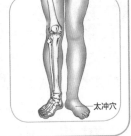

[施灸] 回旋灸。施灸时，取坐位，施灸者手执点燃的艾条对准穴位，距皮肤1.5～3厘米处反复旋转施灸，以被施灸者感到施灸处温热为度。每日1次，每次10～30分钟。

[功效] 燥湿生风。

小贴士

1.防止受寒。寒冷可以导致尿道内压增加而引起逆流。

2.多喝水，多排尿。因为浓度高的尿液会对前列腺产生较多的刺激。

3.多放松，不过劳。有规律的性生活。

5.洗温水澡。洗温水澡可以舒解肌肉与前列腺的紧张，因此，可以减缓症状。

6.避免久坐。久坐会加重痔疮等病，又会使会阴部充血，从而引起排尿困难。

7.按摩小腹。点压脐下气海、关元等穴有利于膀胱功能的恢复。小便后稍加压力按摩，可促进膀胱排空。

8.慎用药物。有些药物可加重排尿困难，故宜慎用或最好不用。

9.远离辛辣食品与酒精。

男性不育

凡育龄夫妇婚居两年，未采取任何避孕措施而未曾孕育者，或曾孕育而后两年以上未再孕育者，均称为不育症。前者称原发性不育，后者称继发性不育。男性不育的病因很多，有性功能障碍、先天发育不足、精液异常、精索静脉曲张等。导致不育的精液异常，又有无精子、少精子、死精过多、精子活力低下、精不液化等。中医学认为不育的病因病机为肾虚、血瘀湿热、肝郁、血虚等。

 施灸穴位 ■■■

肾俞穴　**[取穴]** 肾俞穴位于背部的中点，第二腰椎棘突下旁开二横指处。左右各有一穴。

[施灸] 温和灸。施灸时，被施灸者俯卧，施灸者手执点燃的艾条对准穴位，距皮肤1.5～3厘米处施灸，灸至皮肤产生红晕为止。每日1次，每次灸10～30分钟。

[功效] 滋阴补肾。

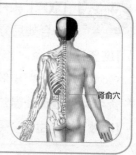

命门穴　**[取穴]** 命门穴位于腰部，在后正中线，第二腰椎棘突下凹陷处，即肚脐的正后方。

[施灸] 施灸时，被施灸者俯卧，施灸者手执点燃的艾条对准穴位，距皮肤1.5～3厘米处施灸，灸至皮肤产生红晕为止。每日1次，每次灸10～30分钟。

[功效] 温肾助阳。

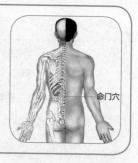

次髎穴　**[取穴]** 次髎穴位于骶部，在髂骨后上棘下方第二骶后孔中。取穴时，从脊椎骨的末端向上数第三骶，约3横指处就是次髎穴。

[施灸] 施灸时，被施灸者俯卧，施灸者手执点燃的艾条对准穴位，距皮肤1.5～3厘米处施灸，灸至皮肤产生红晕为止。每日1次，每次灸10～30分钟。

[功效] 健脾除湿。

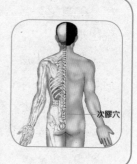

气海穴

[取穴] 气海穴位于肚脐正下方1.5寸（二横指宽）处。

[施灸] 回旋灸。施灸时，被施灸者取仰卧位，施灸者手执点燃的艾条对准穴位，距皮肤1.5～3厘米处施灸，反复旋转施灸，以被施灸者感到施灸处温热、舒适为度。每日灸1次，每次灸10～30分钟。

[功效] 温阳益气。

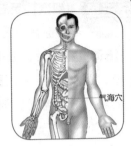

关元穴

[取穴] 关元穴位于正下方3寸（四横指宽）处。

[施灸] 回旋灸。施灸时，被施灸者取仰卧位，施灸者手执点燃的艾条对准穴位，距皮肤1.5～3厘米处，左右方向平行往复或反复旋转施灸，以被施灸者感到施灸处温热、舒适为度。每日1次，每次灸10～30分钟。

[功效] 培元补虚。

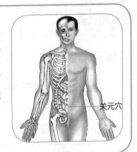

中极穴

[取穴] 中极穴位于下腹部，前正中线上，当脐中下4寸。

[施灸] 施灸时，被施灸者取仰卧位，施灸者手执点燃的艾条对准穴位，距皮肤1.5～3厘米处施灸，以被施灸者感到施灸处温热、舒适为度。每日1次，每次灸10～30分钟。

[功效] 募集膀胱经水湿。

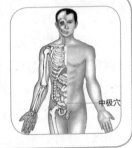

会阴穴

[取穴] 会阴穴位于人体肛门和生殖器的中间凹陷处。

[施灸] 施灸时，被施灸者取仰卧位，施灸者手执点燃的艾条对准穴位，距皮肤1.5～3厘米处施灸，以被施灸者感到施灸处温热、舒适为度。每日1次，每次灸10～30分钟。

[功效] 醒神镇惊，通调二阴。

足三里 [取穴] 足三里穴在外膝眼下3寸（约四横指宽）的胫骨前肌上，左右脚各有一穴。

[施灸] 施灸时，取坐位，施灸者手执点燃的艾条对准穴位，距皮肤1.5～3厘米处施灸，以被施灸者感到施灸处温热、舒适为度，灸至皮肤产生红晕为止。每日1次，每次灸10～30分钟。

[功效] 有调节机体免疫力，增强抗病能力。

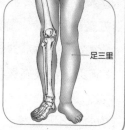

足三里

三阴交 [取穴] 三阴交穴位于小腿内侧，内踝尖上3寸（约四横指），胫骨内侧缘后方，左右腿各有一穴。

[施灸] 施灸时，取坐位，施灸者手执点燃的艾条对准穴位，距皮肤1.5～3厘米处施灸，以被施灸者感到施灸处温热、舒适为度。每日1次，每次灸10～30分钟。

[功效] 滋阴降火。

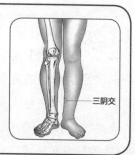

三阴交

复溜穴 [取穴] 复溜穴位于小腿内侧，太溪直上2寸，跟腱的前方。取穴时，足内踝尖与跟腱后缘之间中点向上约三横指处。

[施灸] 施灸时，取坐位，施灸者手执点燃的艾条对准穴位，距皮肤1.5～3厘米处施灸，以被施灸者感到施灸处温热、舒适为度。每日1次，每次灸10～30分钟。

[功效] 补肾益阴，温阳利水。

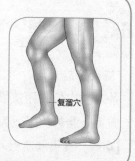

复溜穴

小贴士

饮食改善男性不育：

补肾常用的羊、狗、驴、牛外肾，有很强的补肾益精作用，对性功能障碍，精少不育者特效；韭菜与韭菜籽，韭菜温中下气，补肾壮阳，调和脏腑，增进食欲；鲜山药性平和，补肾益肺；核桃仁味甘性温，能敛肺补肾；鹿肉为滋补强壮之品，鹿角补肝肾，温骨髓，鹿茸补肾阳，益精髓，治虚痨。

第 四 章

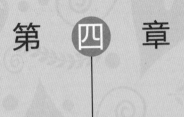

美容保健

MEI RONG BAO JIAN

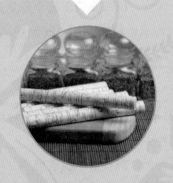

去雀斑

雀斑是一种浅褐色小斑点，针尖至米粒大小，常出现于前额、鼻梁和脸颊等处，偶尔也会出现于颈部、肩部、手背等处。除有碍美容以外，并无任何主观感觉或其他影响。对雀斑的评价不同，有些人认为雀斑影响美观，有些人则认为雀斑可以使女孩显得活泼可爱，并使成年女性显得亲切、自然。

合谷穴 [取穴] 合谷穴位于手背虎口，在第一掌骨与第二掌骨间的凹陷处，左右手各有一穴。

[施灸] 温和灸。施灸时，取坐位，施灸者手执点燃的艾条对准穴位，距皮肤1.5～3厘米处施灸，以被施灸者感到施灸处温热、舒适为度。每日或隔日1次，每次灸10～20分钟。

[功效] 镇静安神，通络活血。

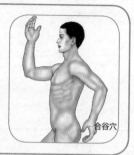

曲池穴 [取穴] 曲池穴位于肘横纹外侧端，屈肘时，在尺泽与肱骨外上髁连线中点，左右各有一穴。

[施灸] 温和灸。取坐位，施灸者手执点燃的艾条对准穴位，距皮肤1.5～3厘米处施灸，以被施灸者感到施灸处温热、舒适为度。每日或隔日1次，每次灸10～20分钟。

[功效] 清热，凉血，解毒，抗炎症。

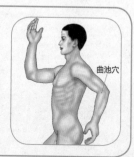

大椎穴 [取穴] 大椎穴位于颈部下端，第七颈椎棘突下凹陷处。

[施灸] 施灸时，被施灸者俯卧，施灸者手执点燃的艾条对准穴位，距皮肤1.5～3厘米处施灸，以被施灸者感到施灸处温热、舒适为度。每日或隔日1次，每次灸10～20分钟。

[功效] 疏风清热，行气活血。

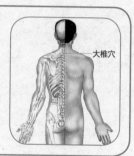

三阴交

[取穴] 三阴交穴位于小腿内侧，内踝尖直上3寸（四横指宽），胫骨内侧缘后方，左右腿各有一穴。

[施灸] 施灸时，取坐位，施灸者手执点燃的艾条对准穴位，距皮肤1.5～3厘米处施灸，以被施灸者感到施灸处温热、舒适为度。每日或隔日1次，每次灸10～20分钟。

[功效] 行气活血。

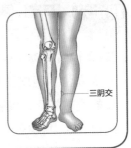

三阴交

小贴士

预防雀斑的措施：

1.平时应避免过度的日光照射，更应避免过度的日光暴晒，尤其夏季，更应注意外出应遮阳或使用防晒霜；

2.多食富含维生素C和维生素E的新鲜水果和蔬菜；

3.忌食光敏性药物及食物。如：补骨脂素、甲氧补骨脂素、芹菜、白萝卜、香菜等；

4.保持心情舒畅愉快，避免忧思、抑郁的精神状态。

去黄褐斑

黄褐斑也称为肝斑和蝴蝶斑，是面部黑变病的一种症状，是发生在颜面的色素沉着斑。黄褐斑主要因女性内分泌失调，精神压力大，各种疾病（肝肾功能不全，妇科病、糖尿病）等以及体内缺少维生素及外用化学药物刺激引起。

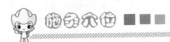

施灸穴位 ■ ■ ■

肝俞穴

[取穴] 肝俞穴位于背部，第九胸椎棘突下旁开1.5寸(二横指宽)处，左右各有一穴。

[施灸] 温和灸。被施灸者取俯卧位，施灸者手执点燃的艾条对准穴位，距皮肤1.5～3厘米处施灸，以被施灸者感到施灸处温热、舒适为度。隔日1次，每次灸10～20分钟。

[功效] 疏肝解郁，理气化滞。

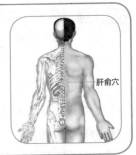

肝俞穴

[取穴] 脾俞穴位于第十一胸椎棘突下旁开1.5寸(二横指宽)处，左右各有一穴。

[施灸] 回旋灸。被施灸者俯卧，施灸者手执点燃的艾条对准穴位，距皮肤1.5～3厘米处，左右方向平行往复或反复旋转施灸，以被施灸者感到施灸处温热，舒适为度。隔日1次，每次灸10～20分钟。

[功效] 调补脾肾，清热除湿。

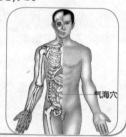

脾俞穴

[取穴] 气海穴位于肚脐以下正下方1. 5寸(二横指宽)处。

[施灸] 回旋灸。被施灸者取仰卧位，施灸者手执点燃的艾条对准穴位，距皮肤1.5～3厘米处反复旋转施灸，以被施灸者感到施灸处温热，舒适为度。隔日1次，每次灸10～20分钟。

[功效] 益气补肾，调理冲任。

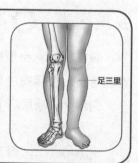

气海穴

[取穴] 足三里穴位于外膝眼下3寸（四横指宽），胫骨前肌上，左右脚各有一穴。

[施灸] 温和灸。施灸时，取坐位，施灸者手执点燃的艾条对准穴位，距皮肤1.5～3厘米处施灸，以被施灸者感到施灸处温和、舒适为度，隔日1次，每次灸10～20分钟。

[功效] 健脾，益气，止血。

足三里

[取穴] 太溪穴位于内脚踝骨头突出部位的正后方的凹陷处，左右脚处有一穴。

[施灸] 温和灸。施灸时，取坐位，施灸者手执点燃的艾条对准穴位，距皮肤1.5～3厘米处施灸，以被施灸者感到施灸处温和、舒适为度。隔日1次，每次灸10～20分钟。

[功效] 滋肾清水。

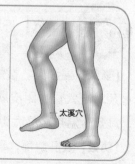

太溪穴

小贴士

1.按摩足太阳膀胱经,由足跟外上行,由上而下刺激5遍。在肝俞、肾俞、脾俞、三焦俞等穴位稍停片刻按揉之。

2.示指指压足小趾外束骨穴。每秒按1次,共按5～10次。

3.在背腰中线督脉部位、由上而下推擦5遍,再以背椎为中线,用手掌分别向左右两旁推擦10遍以上。

去眼袋

眼袋就是下眼睑水肿。形成眼袋的原因很多,有的与遗传有关,有的是因为年龄的增长导致皮肤和肌肉松弛而引起的,还有的则是由于后天休息不好、睡眠不好造成的。

眼袋常见于40岁左右的中年人,不论男女均可发生,它是人体开始老化的早期表现之一。

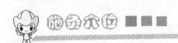

脾俞穴　[取穴] 脾俞穴位于第十一胸椎棘突下旁开1.5寸(二横指宽)处,左右各有一穴。

[施灸] 温和灸。被施灸者俯卧,施灸者手执点燃的艾条对准穴位,距皮肤1.5～3厘米处施灸,以被施灸者感到施灸处温热,舒适为度。每日或隔日1次,每次灸15～30分钟,10天为一个疗程。

[功效] 增强机体对营养成分的吸收功能,使机体的新陈代谢功能旺盛。

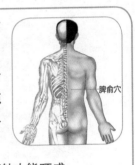

脾俞穴

三阴交　[取穴] 三阴交穴位于小腿内侧,内踝尖直上3寸、胫骨内侧缘后方,左右腿各有一穴。

[施灸] 取坐位,施灸者手执点燃的艾条对准穴位,距皮肤1.5～3厘米处施灸,以被施灸者感到施灸处温热、舒适为度。每日或隔日1次,每次灸15～30分钟,10天为一个疗程。

[功效] 调整机体的阴阳平衡。

三阴交

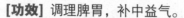

[取穴] 足三里穴位于外膝眼下3寸，胫骨前肌上，左右腿各有一穴。

[施灸] 温和灸。取坐位，施灸者手执点燃的艾条对准穴位，距皮肤1.5～3厘米处施灸，以被施灸者感到施灸处温热、舒适为度。每日或隔日1次，每次灸15～30分钟，10天为一个疗程。

[功效] 调理脾胃，补中益气。

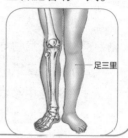

足三里

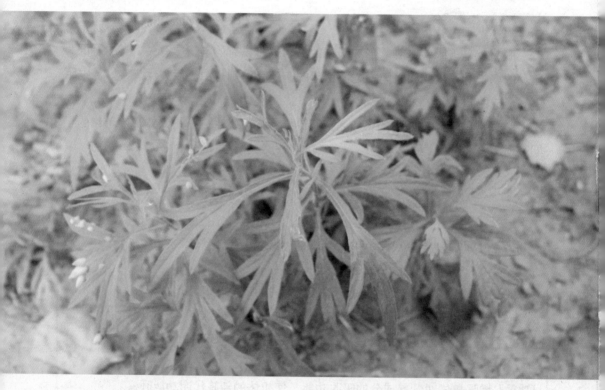

小贴士

预防眼袋的措施：

1.保证充足睡眠，提高睡眠质量，睡前少喝水；

2.经常按摩眼睑，促进血液循环；

3.可以尝试用黄瓜片和苹果片做眼膜，可以缓解眼袋的形成；

4.经常滴眼药水也有预防眼袋的发生。